心理治疗基础

许又新◎著

中国轻工业出版社

图书在版编目（CIP）数据

心理治疗基础/许又新著. —北京：中国轻工业出
版社，2018.3（2024.7重印）
ISBN 978-7-5184-1796-4

Ⅰ.①心… Ⅱ.①许… Ⅲ.①精神疗法—研究
Ⅳ.①R749.055

中国版本图书馆CIP数据核字（2017）第312667号

责任编辑：朱胜寒　　　责任终审：杜文勇
策划编辑：唐　淼　　　责任校对：刘志颖　　　责任监印：吴维斌

出版发行：中国轻工业出版社（北京鲁谷东街5号，邮编：100040）
印　　刷：三河市鑫金马印装有限公司
经　　销：各地新华书店
版　　次：2024年7月第1版第5次印刷
开　　本：710×1000　　1/16　　印张：17
字　　数：170千字
书　　号：ISBN 978-7-5184-1796-4　　定价：48.00元
读者热线：010-65181109
发行电话：010-85119832　　　010-85119912
网　　址：http://www.chlip.com.cn　http://www.wqedu.com
电子信箱：1012305542@qq.com
版权所有　侵权必究
如发现图书残缺请拨打读者热线联系调换
240585Y2C105ZBW

献给康士林心理咨询中心，

以纪念我和同事们在此工作的日日夜夜。

前　言

本书"前身"出版于 1999 年，属于贵州教育出版社"心理治疗与心理咨询丛书"中的一本。当时正值心理咨询与治疗在国内兴起，但国内尚没有一个规范的培训体系，于是中国心理卫生协会心理治疗与心理咨询专业委员会组织编写了这套丛书，希望促进中国的心理治疗与心理咨询事业走上一个规范发展的轨道。

时间如白驹过隙，转眼间已经过去 28 年，本书在市场上早已脱销，今年（2017）在北京大学心理咨询师培训班上，不少学员都有阅读此书的需要，间接促进了本次的修订和出版。同时我基于下述两个方面的考虑，决定修订此书并重新出版。

一方面，根据相关资料，到今年年初，通过国家考试取得不同级别心理咨询从业证书已接近 100 万人次。这表明，21 世纪以来，我国心理咨询行业发展相当快。但是，在快速发展的背后难免存在服务质量不高的问题。国家心理咨询师考试的门槛不高，考试本身并不难，能背诵一两本应试参考书便能通过，而且很多人通过考试以后普遍缺乏专业培训。另一方面，近十余年来，虽然国内翻译出版了不少西方培训心理治疗的教材，但对于缺乏基本知识和实践的人来说，这些书颇为艰深而难以领会。至于心理治疗方面的经典译著，对于初学者来说，既不易理解也难于应用。因此，我们希望，这本书作为初学者的读物，对加强基本知识有所帮助。

我于 1998 年正式退休，1999 年至 2011 年被返聘，在北京大学第六医院专家门诊每周出诊三次，并承担一些专家会诊工作。2011 年开始到康士林心理咨询中心，除了接待来访者，也进行教学和督导工作。这些年持续在一线的工作经历，让我保持着临床敏感性的同时，也让我始终跟中青年的心理咨询师和治疗师保持着联结，我深深感到临床工作的挑战性，也对于中国心理咨询的年轻一代亦是中坚力量的勤勉和专业感到欣赏、佩服。因此，在本次修订时，我根据教学、督导实践的经验，增加了四个案例，期待能够为同道提供一些借鉴，亦是一种交流。

本书第一部分的内容是原书 1999 年出版时的全部内容，包括心理治疗关系、心理冲突、防御机制、经典的行为研究、行为和体验的辩证关系，还介绍了精神分析及其各种衍生、存在主义治疗、系统理论（包括小组治疗、婚姻治疗、家庭治疗等），最后介绍了心理治疗的共同作用因素。因为撰写于 1998 年，有些内容难免显得有些陈旧，我也深知当今科技的日新月异、心理学各个领域的飞速发展，很多经典理论都有了新的发展和进一步的延伸，然而如果全部重写，实在力不从心，因而我只对部分内容尤其是一些术语做了修订，使之更符合当今心理咨询师和治疗师的使用习惯。

本书第二部分是本次修订增加的新内容，取材自 2017 年 3 月中旬至 6 月初我在北京大学心理咨询师培训班的《临床精神病学》讲课中关于心理治疗的部分，主要介绍了不同学派可以通用的一些技术性理念，里面很多内容在第一部分即有涉及，可以看作对于第一部分的补充和进一步阐述，读者可以综合起来阅读。

本书第三部分也是本次修订增加的新内容，亦是本版的特色所在，包含了四个在心理咨询和治疗中的典型案例，希望对初学者有些帮助。四个案例报告均经过了我的个体或团体督导，由王琦女士撰写。本书的案例无意提供一个有标准答案的模板，无论是初学者、新手咨询师，还是实战经验丰富的咨询，都可以从不同的理论框架出发，来思考如果你是案例中的治疗者，你会如何理解来访者，如何制定治疗策略，如何引导治疗。

本次出版还增加了一个附录"心理健康的六项标准"，主要内容系引自 Marie Jahoda。

我在撰写本书的时候带着我自己的理论背景、受训经历、从业经验和文化烙印，读者们在阅读的时候，不妨带着历史和发展的眼光，在学习、回顾、总结西方经典理论的同时，了解和结合心理学各领域最新进展，以及你自己的实践经验，进行思考和探索，继往开来。

Contents 目录

第二部分

第三部分

第一部分

第一章　人际关系

基本概念

人际相互作用的亲身经验和有关的理论知识，对于心理治疗具有头等和基本的重要性。因此，本书的讨论就从这里开始。

每个人刚生下来的时候，只能说是一个"动物人"，经过人际相互作用，这才逐渐成为"社会人"——真正的人。

除去遗传和生物学的疾病过程（本书不予讨论），心理和人格之健康成长取决于良好的人际相互作用，而心理和人格之各种障碍则是不良人际相互作用的结果。

心理治疗可以定义为一种特殊的人际相互作用过程，简言之，也就是一种特殊的人际关系。

上述基本观点，是萨利文（H. S. Sullivan，1953）在他的精神病学的人际学说中首先系统地加以论述的。

应该说明的是，现代心理治疗实际上是从西格蒙德·弗洛伊德（S. Freud，1856—1939）的精神分析开始的。在一百年左右的发展过程中，虽然不同的理论技术派别日益繁多，但心理治疗者与病人之间的相互作用（或治疗关系）始终是理论和实践的共同核心问题，而这直接或间接来源于弗洛伊德（1914）对"移情"和"阻力*"的强调及其影响。这里所谓间接影响，意思是说，抛开"无意识"这一构想及有关理论不谈，"移情"和"阻力"所涉及的现象和事实就是人际相互作用和人际关系。弗洛伊德在《精神分析运动的历史》（1914，见《弗洛伊德全集》标准版第 14 卷第 1 ～ 66 页）一文里写道："任何研究路线，只要它承认移情和阻力并且把它们作为工作的出发点，那么，它就有权自称为精神分析，即使得出了与我本人不同的结果。"在《论治疗的开始》**一文里，弗洛伊德写道："移情本身常足以消除症状，但只是短暂的，移情持续多久症状便消失多久。在这种情况下，治疗只不过是暗示，根本不是精神分析。只有在移情的力量已经用来克服阻力，才有资格叫作精神分析。"这一段话不仅揭示了暗示起作用的道理所在，也阐明了精神分析的特征。据此，精神分析的精髓可以概括为八个字：利用移情克服阻力。如果把这种精神分析的特殊行话译成所有心理治疗者（不论理论观点和采用的技术如何不同）都能理解的语言，那就是：心理治疗者和病人之间要建立和发展良好的人际关系，并利用建立在这种良好关系上的人际相互作用，解决二人之间阻碍治疗顺利进行和取得疗效的各种问题。这样一种一般性的提法，估计大多数心理治疗者都是可以接受或大体上同意的。

心理治疗关系

本节要讨论的问题是：使心理治疗起作用的人际关系的特殊性是什么？

根据文献和心理治疗的实践，这种特殊性可以概括为一句话：心理治疗关系是一种新的、亲密的、建设性的人际关系。下面，就这种关系的三个方面做简短

---

* 英文为 resistance，也常被译作"阻抗"，在本书中译作"阻力"。

** 于 1913 年初次发表在《国际精神分析杂志》，后编入《弗洛伊德全集》标准版第 12 卷第 121 ～ 144 页。

的说明和讨论[*]。

一、新的人际关系

我们可以说，健康的心理和人格表现为良好的人际关系；或者，反过来说，良好的人际关系是健康的心理和人格之基本的和最重要的表现。与此类似，所有精神障碍都表现有人际关系障碍。甚至可以说，人际关系的困难和麻烦愈多愈严重，精神障碍也就愈严重。

如前述，精神障碍是在人际相互作用过程中发生发展的，也只有通过人际相互作用才能促使精神障碍患者走向康复。长期不愈的神经症病人和人格障碍患者与他们的重要关系人之间的相互作用早已陷入了恶性循环之中，因此，心理治疗者不能重复病人已有的人际作用模式。其所以要新，就是这个道理。假如精神障碍患者能够借助于已有的人际关系解决他们的心理困难，心理治疗作为社会分工的一种专业便几乎没有存在的必要了。顺便一提，借助于已有的人际关系而使精神障碍走向恢复的实例确实有，并且绝非罕见。不过，这多见于所谓反应性的或为时短暂的精神障碍。例如，在学校生活中或者在工作的环境中受刺激而发生精神障碍，病人回到家中"休息"，不久病情便走向恢复。这里，与其说是"休息"的作用，毋宁说家庭成员与病人之间的良好关系起了主要的作用。

新的人际关系有三个基本要求。

（一）不批评

长辈普遍地喜欢批评、训斥他们的晚辈，尤其是父母，有时批评、叨唠简直没完没了，还喜欢算旧账，严重者非打即骂。相较于西方国家，这在我国更为普遍而严重。长辈，尤其是手里握有大权的长辈，对于已成年的晚辈往往也摆脱不

---

[*]本书第二部分也包含对心理治疗关系的论述，详见第九章第二节。

了这种关系模式。这是形成神经症和人格障碍的一个重要的社会根源。

心理治疗必须从根本上扭转病人的这种人际关系和反应模式。神经症病人和人格障碍患者往往是不恰当批评的受害者，他们亲身的经验使他们很难接受批评，更难于经批评而改变他们的生活态度和行为模式。可以断言，闻过则喜和从善如流的人根本不需要心理治疗。我们生活在其中的这个世界难道还缺少批评么？口头的、文字的、图画符号的、影像的等等形式的批评，比比皆是，何须再专门训练出一批所谓心理治疗者来从事批评呢？

举个例子。病人抱怨说："我的母亲不理解我，也不关心我。"维护母亲利益的"义勇军大队"一听这话就火了：你妈把你拉扯到这么大，一把屎，一把尿，容易吗？你已经是快20岁的人了，你理解关心你的母亲吗？你替你母亲做过些什么？你母亲的困难，她为你操碎了心，你恐怕想也没有想过！一开口就是抱怨，怪母亲不理解不关心，扪心自问，你良心何在？如此等等。这些话脱口而出，大家都会说，并且也理直气壮，可起什么作用呢？假如心理治疗者对病人也说这么一套，有可能引起病人的反驳；当然病人也可能默不作声，甚至点点头。但不论怎样，这丝毫也无助于解决病人的心理障碍，而最可能的结果是，病人下一次再也不找这样的"心理治疗者"了。

我们所说的不批评，不仅限于口头上不批评，而且要求心理治疗者在内心持不批评的态度，即所谓非批评性态度（non-critical attitude）。不仅不批评，还要求心理治疗者去理解病人，理解导致病人的抱怨产生的全部事实经过，理解每一次事实发生当时病人的内心体验。这就是所谓澄清（clarification）这一心理治疗技术和概念的内容。

批评和教训很容易引起病人的反感，甚至敌意，至少也会使病人感到不被理解和委屈。抱怨母亲，表明病人和母亲之间的关系发生了困难和障碍，病人因此而苦恼甚至构成症状。上面那一段教训病人的话只能使病人感到，他（她）又碰到了一位跟母亲相同或类似的人，病人很容易把对母亲的情感转移到心理治疗者身上，这就是所谓负性移情。可以肯定，负性移情是非治疗性的。

心理治疗者对上述病人的抱怨的一种恰当的反应是：你的苦恼，我完全可以理解，因为我和你一样，也需要母亲的理解和关心。这话看似简单，其实含有深意。它把"抱怨"变成了"需要"，这在心理治疗中叫作重构*（reframing，把病人的言语、观点和态度加以"再构造"或"重新制订"）。这种技术不但把消极的东西（如"抱怨"）变成了积极的东西（如"需要"），并且可以争取到共同的语言（治疗者和病人共同的"需要"），还可以进一步商讨并促使病人思考：我的需要（母亲的理解和关心）没有得到满足。这究竟是怎么回事？如何才能使我的需要得到满足呢？一般地说，抱怨者照例并不明确自己的需要，正如荀子所言："自知者不怨人。"（《荀子·荣辱》）或者，虽有所知却并不用坚持一贯的有效行动去满足自己的需要。病人往往禁忌多，顾虑多，怕挫折与失败，怕犯错误，怕丢脸，等等，所以只好怨天尤人，推卸对自己的幸福和苦恼的责任，回避内心的现实。

非批评性态度看起来似乎很简单，其实，在心理治疗中要坚持这种态度极不容易，这是由于我们在家庭和日常生活中，亲人和朋友之间，批评是经常发生的，是极普遍的经验，也是极普遍的一种行为模式和反应模式。

病人所诉述的都是过去的事（不是此时此刻发生的事）。如果我们希望病人做到不后悔，既往不咎，那就只有治疗者本人已经牢固地确立了对自己不后悔、既往不咎的态度，才有可能。要改变别人，首先必须改变自己。治疗者在与病人交谈过程中的各种表现所体现出来的待人接物的作风和人格特征，较之说服教育要强有力得多。心理治疗发展史已经反复证实，单纯摆事实讲道理对神经症和人格障碍是几乎不起作用的，有时还可能起不良作用。

颇值一提的是，医生这种职业很容易使治疗者持一种居高临下的态度，并且医生常常不觉察到自己的这种态度。

---

*本书第二部分包含对重构较详细的论述，详见第九章第七节。

（二）不包办代替

我国传统文化要求子女孝顺父母，也赋予父母在子女面前的绝对权威。现在虽然不特别强调这些了，但父母要求子女"听话"，还是经常可以耳闻目见的事实。在行政系统中，上级与下级的关系，往往也深刻地打上了这种亲子关系特征的烙印。在这种文化氛围中，父母对子女（尤其是未成年的子女）采取包办代替的教养模式是十分普遍的。这是我国许多人心理健康水平不高的一个重要社会文化根源。

因此，在心理治疗中，新的关系的基本要求之一就是不包办代替。这主要是指不代替病人作抉择、作决定。道理也很简单：包办代替不能促进病人成长（独立自主，发挥个人的主动性，激活个人精神资源的潜力），而只会助长病人的依赖性。顺便一提，依赖性是神经症病人最重要最普遍的弱点之一，是使病人陷于不能自拔的痛苦和困难处境的重要主观因素，是阻碍病人走向健康的一块巨大的绊脚石。

神经症病人最常向医生提出的问题之一是："我应该怎么办？"应该做的和喜欢做的二者严重分歧对立，是神经症性心理冲突最常见的表现形式（详见第二章）。

有一次，我和病人首次晤谈，交谈一段时间后，我对病人说："你是不是感觉到，你说话喜欢用'应该'这两个字？"病人沉思了一会儿，大有所悟地对我说："你说得很对，很深刻，你一下子抓住了我的毛病的关键。"接着又谈了一些时间，这次治疗性谈话不得不结束了。大夫希望病人回去后就此次谈话内容再仔细回顾一下，深入思考思考。可是，病人在临别前仍说了这么一句："大夫，那么我究竟应该怎么办呢？"说完，我和病人不约而同地都笑了起来。可见，这"应该"的意识如此根深蒂固，绝不是一次有所领悟就能解决问题的。对于这种类型的病人，治疗者不仅切忌包办代替，甚至在一定的治疗阶段中，连提示性的忠告也以少提为好。

父母的教训、斥责甚至惩罚使病人从小发展了牢固的"应该感"，而个人需要和兴趣爱好受着压抑，对父母包办代替形成了依赖心理。因此，治疗的基本任务之一，是帮助病人弄清楚个人究竟有些什么需要。个人精神上的需要，本人却不清楚或不知道，这是怎么回事？帮助病人的方法是启发病人思考，而不是提供现成的答案。

即使是行为治疗，如果新的行为设计与病人个人真正的需要没有多少联系，行为治疗者如果不尊重病人的主动性（如代替病人制订行为矫正的细节），就算暂时有效，恐怕也很难持久；或者，一种适应不良的行为消失了，另一种适应不良的行为又接踵而至。

（三）不偏倚（unbiased attitude）

安娜·弗洛伊德（Anna Freud，1936）说得十分清楚明确，治疗者对病人心理的诸要素（诸方面）要保持等距离立场（equidistant stand）。也就是说，对病人内心世界冲突着的各方保持等距离，绝不偏向任何一方。

这是很难做到的，因为这跟我们日常待人接物（尤其是处理比较熟悉和亲近的人际关系）时的态度大不相同。所以，专业心理治疗者需要特殊的训练。得不到专门训练的治疗者必须在实践中按标准教科书和指南书对自己进行磨炼，严格地自我训练，尽量避免把对亲友的态度带进治疗关系中去。

举例说，病人既想离婚又不想离婚，十分苦恼。治疗者对这样的人生大事不可能没有他确定的道德观和主张，但对病人心理冲突的双方却必须保持中立。中立态度之所以必要，是为了避免纠缠于具体的利害冲突；而且只有中立的态度，才能使交谈和讨论逐渐深入到病人的内心世界和人格深层中去。离婚和不离婚的冲突，作为一种长期不能解决的神经症性心理冲突，总是更根本的生活态度甚至性格冲突的表层表现。患得患失之心太重，是完美主义人格特征的一种表现，是深在的不安全感的显现；或者，病人与配偶的冲突情感只不过是未成年前对父母的两价性依赖（ambivalent dependence）——既在情感上强烈依赖父母，同时又对父母有同样强烈却往往是深埋的不满，甚至怨恨——的转移。

　　有一位从事"心理咨询"的妇联干部，当来访的妇女诉苦说：丈夫有外遇，不理她，她实在受不了（说时往往痛哭），同时，她又实在不愿意离婚。这位"心理咨询者"照例对来访者晓之以大义，说不想离婚是未能摆脱旧道德的精神枷锁。这位"心理咨询者"极力教训来访者要自尊、自信、自立、自强，等等，甚至说"这样背信弃义的丈夫，还有什么可留恋？"这位"心理咨询者"是位很不错的妇女工作干部，但是，这位妇联干部并不是在做"心理咨询"；她是从妇女解放运动的角度对来访者进行宣传鼓动，要求妇女挣脱旧道德的精神枷锁，她是在做社会教育和思想政治工作。

这位"心理咨询者"既违反了不包办代替的基本要求，也违反了不偏倚的基本要求。

对于心理治疗或心理咨询工作者来说，我们在体会来访者因丈夫不忠于爱情而痛苦的同时，还必须同样努力地去深入体会来访者对丈夫忘不掉也难以舍弃的旧情。只有对冲突的双方有同样深刻的投情的（empathic*）理解，才能说是对来访者痛苦的心理冲突有较全面的理解，也才有可能深入下去理解表层夫妻关系背后的深层次的冲突，甚至性格冲突。只有来访者对自己的心理有了深入的理解，她才有可能做出恰当的抉择。

---

* 在其他书中常被翻译成"共情的"，关于笔者基于何考虑将"empathic"翻译成"投情的"，将"empathy"翻译成"投情"在本书第二部分有详细讨论，详见第 170 页。

必须明确，求助于心理治疗和心理咨询的人，目的在于摆脱痛苦的心理困境，而这种相对持久的内心痛苦是心理冲突的体现。

如果一个人已经决定离婚，或者离婚能够使她从困境中摆脱出来，那么，最能给她帮助的人不是心理治疗或咨询者，而是律师。律师将帮助她选择如何离婚（协议离婚，还是向法院起诉离婚），帮助她争取到最大的利益（如子女抚养权，家庭财产应得的份额等），把损失降低到可能的最低程度。对处理这类问题，律师可以提供最佳帮助，而心理治疗或咨询者却没有资格也没有必要的知识能力来满足求助者的要求。

这个例子也可以使我们理解，心理治疗和心理咨询有它特殊的服务内容和方法，不同于一般教育工作，不同于职业咨询，也不同于有关婚姻、知识产权、遗产、名誉权等法律纠纷的咨询。

不偏倚的原则，虽然源于精神分析治疗，但是，它对其他心理治疗也是同样适用的。

以上三条只是基本的要求，并不能涵盖一切。但即使是这三条，要真正做到，在根本态度和理论上都有深刻体会，确实很不简单，也不容易。这就要求心理治疗者在理论学习和治疗实践中不断提高。在治疗中犯错误，是难免的，尤其是对初学者而言。重要的是每一次治疗后，我们都必须做记录，进行回忆思考，总结经验教训。这样，我们便会减少错误而逐渐成为成熟的有丰富经验的心理治疗者。

二、亲密的人际关系

亲子关系是人类为数不多的若干种亲密关系之一。如果恰当地加以利用，父母亲便能够成功地教育子女，使得子女健康成长。如果亲子之间缺乏亲密感，子女的成长便难免出现各式各样的麻烦、困难或障碍。再者，如果父母亲在角色扮演上步入了误区，子女的教育也容易遇到困难。能够统率千军万马的将军经常为小儿子不听话而苦恼，优秀教师却教不好自己的子女，问题往往发生在所谓角色混乱（role confusion）上面。多年戎马生涯的将军养成了对下级发布命令的习惯，如果他把这种行为模式搬用到儿子身上，并非战士的小淘气当然不听指挥。做母亲的优秀教师如果望子成龙之心太切，对儿子要求太严，仁慈的母亲角色便有被挤到第二位的危险；而一旦亲密关系受损，母子双方的情感都会遭到伤害；而情感出了故障可以使教学法被歪曲、被滥用，儿子也容易由于母爱受损而感到委屈，从而妨碍学习的正常进行。不少儿童少年把父母的话当作耳边风，而老师的倡议或教导却像"圣旨"一样，丝毫不走样地得到坚决认真执行。从这些例子中，我们不难体会到，人际相互作用的有效性和有益性在多么大的程度上取决于他们之间的关系。

心理治疗的实践已经反复证实，治疗者与病人之间的个人性的亲密关系可以对病人起巨大的帮助和促进作用。

然而，两个陌生人之间的亲密关系，一般地说，不是短时间可以发展起来的。可以毫不夸张地说，整个心理治疗疗程也就是发展关系的过程。

任何两个人之间的亲密关系都不是一劳永逸的。俗话说，别久情疏。套用关于学习的古训，我们也可以说，亲密关系如逆水行舟，不进则退。因此，即使心理治疗者已经和病人发展了相当亲密的关系，也不可掉以轻心，从此疏忽大意。如果这样，已经建立起来的关系也会衰退，疗效便会出现反复。

在第三章里，我们将讨论"压抑"在神经症发病过程中的决定性作用。而亲密关系最大的治疗作用就在于"去压抑（desuppression）"。

一位高中三年级学生诉苦说，一年来感到学习十分紧张，几乎体验不到轻松愉快是什么滋味了。同时，上课注意力很难集中，即使勉强集中也不能持久，经常感到思绪纷纭，不能进行有条理的思考，因此，学习效率急剧下降。此外，他还感到头上像戴着个沉重的铁帽子似的，十分难受。尤其糟糕的是，晚上躺下后久久不能入睡，白天则感到精神不振。医生听了这些主诉后，首先想到的是，病人正在经受着压抑造成的苦恼和困难。显然，治疗的首要任务是去压抑。因此，医生以随便聊家常的方式和病人交谈，了解学习和家庭的各种情况。病人很快谈出了他的心里话。他家住在中关村，他家所住的公寓里全是高级知识分子，他的父母亲一为教授一为高级工程师。据他说，这一带家庭的子女大多数高中毕业后都考入北大或清华等名牌大学。他从高二开始为高考而担心。他说，如果考不上大学，不仅是他个人的问题，还给他父母亲丢脸。说至此，病人忍不住掉泪了。为了高考，病人两年来放弃了一切娱乐活动，连电视也只看"新闻联播"（这也是为了高考考政治做准备）。病人读初中时对文学颇感兴趣，但升入高中以后，由于父母的劝告，不再阅读任何课余文艺读物，几乎全部时间和精力都花在数理化和英语上面了。不难想象，抛弃原有的兴趣爱好，迫使自己集中精力于并不太感兴趣的科目，这对一位青少年来说，要求多大的意志努力去加强压抑。担心对不起父母，给父母丢脸，更是火上加油，使病人不得不倾注全力以加强压抑。他承认，在初中本来是个活泼好动的孩子，这两年几乎变了一个人。

一次轻松的交谈和一般的支持性治疗，使病人颇有一些如释重负之感。医生写了一张条子，建议一周之内在病人父母认为合适的时候陪伴病人同来门诊。第二次门诊时，医生先分别与病人及他的父母交谈，然后四个人一起交谈。这次谈话很成功。病人的父母亲理解能力强，也很通情达理。他们两人以不同的方式表达了相同的态度：儿子即使现在休学，高中不毕业，不再念书，也丝毫无损于父母的面子；事业上的成就高低、对社会贡献的大小，并不单纯决定于是否大学毕业，瓦特、爱迪生、法拉第，等等，都没有上过大学。父母还向病人表示歉意，说他们"好心办了坏事"，其实，学文和学理工同样可以对社会对人类做出重大贡献，如此等等。这次会谈使病人心上的愁云为之一扫。他说："好久了，没有像今天这么轻松过。"两个月以后，病人写信告诉医生，他经过短时间休息后一切都恢复了正常，学习胜任愉快，也有了适当的文娱体育活动；至于高考，他认为考得上当然好，考不上明年再考也没有什么了不起。这位病人总共接受了四次治疗。

正如弗洛姆（E. Fromm，1980）所说，如果心理治疗者不能为病人提供或创造一种随便而宽松的交谈气氛，那么，多么高明的技术也是不起作用的。

上面的例子中，病人病情比较简单，病人人格相对健康，再加上父母亲的密切配合，这些都是产生良好疗效的重要因素。但病人感到医生对他很亲切，理解他的难处，也起了不可忽视的作用。

对于病情复杂、病程长的病人，尤其是病人人格很不健康甚至有人格障碍，发展亲密的治疗关系往往很不容易，但也更加重要。

下面，就有关亲密关系的几个关键性概念做简短的说明。

"接受"病人是发展关系的前提。所谓接受，指宽容病人的短处和缺点，同时又重视和欣赏病人的长处和优点。对于优秀售货员来说，凡是走进商店的人都是顾客，一律热情接待，即使他逛了个遍什么也不买。这是对无条件的接受的一个很好的举例。心理治疗者更是如此，即使病人性情古怪，难于接近和交谈，也必须真诚地接受。治疗者无条件地接受病人，有可能促使病人也逐渐接受治疗者。亲密关系的一个重要方面便是互相接受。

"理解"的操作定义是，治疗者把病人说的话用自己的语言再表达出来，并得到了病人的认可。用一套让人无法反驳的道理迫使病人点头，不仅不能算理解，而且是与理解背道而驰的。

"尊重"意味着把人外在的属性（如美貌、学问、才能、财富、地位、权势，等等）搁置一旁，而把人作为有内心体验、有思想感情、有生活追求的活生生的存在去对待，也意味着把病人作为有个人独特性、独立自主性的人去对待。通俗地说，我为什么尊重你？没有什么特殊理由，是由于你和我一样，都是人！即使我一无所有，自尊却是命运所无法夺走的。正因为我尊重自己"这个人"，所以我也就很自然地尊重你"这个人"。同情心是必要的，但它绝不能取代尊重。一般地说，神经症病人有自卑心理（详见第二章），这是由于幼年未能满足被人尊重之需要的结果。因此，尊重神经症病人，这本身就具有巨大的心理治疗作用。

"投情（empathy）"的定义是，暂时抛开自我而与对方认同（identification）。通俗地说，投情指设身处地、将心比心，力图走进病人的内心世界里去，不做任何判断和评价，去体验病人的体验。应该承认，人们的投情能力差异是很大的。投情能力太低的人从事心理治疗是困难的。人们常说的"善解人意"，跟投情的意思很接近。必须将投射（projection）（详见第三章）严格区别于投情。一般地说，投情与投射之间存在反比关系。投射最常见的例子便是所谓以小人之心度君子之腹。其实，小人之心，几乎人皆有之，只是有人敢于面对勇于承认，有些人却死不认账罢了。既然不肯承认自己有小人之心，这小人之心便只好硬扣在别人头上了，这便是投射。心理治疗者有投射，这也没有什么了不起，要紧的是得有自知之明，很快就能觉察到自己在投射，这样，便能自觉地防止投射对心理治疗的干扰。投情也可解释为二人具有"共同的体验域（common field of experience）"，即俗话所说的"想到一块儿去了"。举例说，如果病人身体不适的诉述还没有说完，医生便急于打断病人的话，改而询问病人别的问题，那就与病人缺乏"共同的体验域"，也谈不上什么投情。因身体症状而苦恼且顾虑重重的神经症病人，往往深恐医生不重视他的诉述，担心医生嫌他啰唆。对于这种病人，医生应该采用两种措施：（1）向病人保证有充足的时间供病人详述他的症状和病史，如果一次谈不完（因时间有限，还有病人在外面等得着急），下次再谈，暂时忘了说的，以后补充，只要病人愿意，有的是机会。（2）专心、耐心而且关心地倾听病人的诉述，并且做记录。为了使病人放心，医生在听完后可以把病人的病情复述一遍，使病人相信医生确实已经听进去并且记住了。这对于以身体不适为主诉的神经症病人，是建立关系的第一步。如果医生对病人的症状漠不关心，怎么能使病人对医生产生信任呢？

亲密关系究竟发展得怎样了？医生切不可持主观主义的观点，即自认为友好、热情、关怀等，就算仁至义尽，以为在亲密关系方面没问题了。这是不行的。亲密关系是否已经确立，要视病人的情况而定。就病人而言，如果他能毫无顾虑地畅所欲言，不论说什么和不论如何说，他也不担心会被看不起或被拒绝，他从治疗者那里得到帮助并不感到难为情或欠了人情债，那么可以说，病人感到他与治疗者的关系是亲密的。

显然，亲密的关系不仅有助于全面而深入地理解病人，它本身也可以是一种强有力的治疗。也就是说，亲密的关系本身可以缓解症状，减轻病人的痛苦。

三、建设性的人际关系

也许，恩爱夫妻是世间最亲密的二人关系。但是，亲密关系并不一定是建设性的。有些恩爱夫妻几乎完全生活在"二人世界"里，不关心任何第三者的祸福，甚至对第三者取拒斥或厌恶的态度，其极端的例子便是精神病学中所谓的二联性精神病（folie à deux）。

建设性这一关系特点，可以说是心理治疗之目的所在，因此是不可缺少的。

有时，病人依赖治疗者，达到了迷信和盲目崇拜的程度。治疗者欢迎病人依赖他，并因此而感到满足。这种关系可以说相当亲密却不是建设性的。

建设性意味着，二人关系促进病人的自我理解，增进病人的自尊、自信和独立自主精神，以及有利于潜力的发挥，病人能够把他与治疗者的关系以及发展关系的经验成功地应用于其他人际交往之中。

精神障碍病人的真正进步总是包含着病人态度的某种转变。神经症性态度主要有：依赖；自卑（与优越感好似一对孪生子）；完美主义倾向；渴求被爱而不主动地去爱别人；对自己不接受（表现为否认、回避、借口、自我苛求等）；

对别人有攻击性（表现为敌意、好挑错好指责、怨天尤人、嫉妒等）。从效应上说，如果人际关系促进了上述态度的转变，那么，关系便是建设性的。

为了发展治疗关系和产生疗效，治疗者的态度是根本性的。对病人的体验漠不关心，便不大可能对病人有什么帮助。然而，强烈的助人动机可能使治疗者急于求成或持急功近利的态度，这种态度容易助长病人的焦虑心情。当交谈进行不顺利时，治疗者容易产生急躁情绪。人们公认，良好的治疗气氛是以病人感到轻松、随便为指标。强烈的助人动机和眼看着病人受苦且交谈无进展，却要求自己轻松自然，这一尖锐的冲突对治疗者是一种严峻的考验。很多病人一心只想从治疗者那里得到帮助，却几乎不能体验交谈本身的价值和乐趣。这常常是与治疗者本人未能很好解决手段与目的之间的冲突有关。还有不少病人在心理治疗性交谈的当时自我感觉良好，一离开治疗者就完全是另一种心情，甚至若有所失，不知所措。有时这与治疗者的下述情况有关：治疗者未能把心理治疗工作整合为生活的有机组成部分，他们接触病人时似乎戴着面具在演戏，既不大自然，当然也不显出他们真实的自我。一个人愈是不健康，愈是倾向于滥用防御机制（详见第三章）。有些医生对病人过于客气，显然也是一种防御。有些治疗者强调技术而轻视关系，他们以通晓心理机制而自豪，总是对病的症状进行解释，病人不接受便换个方式再说，却觉察不到机制的解释已经成了一种防御，把自己包裹了起来。这种治疗者避免与病人发生真正的沟通，他们害怕勾起自己的心理冲突或触及内心的痛处。所有上述这些不恰当的态度，都必须通过专业训练或自我磨炼加以解决。

亲子关系

亲子关系是我们每个人来到世间的第一种人际关系，它对我们每个人的心身健康都是十分重要的。

没有母亲或她的代理人的喂养和照料，新生儿便无法生存下去。这就促使婴儿对母亲产生依恋。依恋是人类最初始的也是影响最深远的一种情感，是健康成长不可缺少的环节，是几乎一切社会情感发展的基础。它通常在五六个月至九十个月明显地表现出来，而在一岁半至两岁半达到高峰。如果不是孩子大脑或身体发育有缺陷或障碍，不出现依恋的原因便是亲子关系出了问题，例如，母亲或她的代理人并不爱孩子，很少接触孩子，不爱抚孩子，不跟孩子交流情感，等等。代理人更换频繁也使孩子无法产生依恋。从来没有过依恋感的孩子长大后可能成为只顾自己而对别人毫无感情的人，也可能成为缺乏安全感或对人过分猜疑而不信任的人，还可能成为具有破坏性和攻击性的人，如此等等。

孩子的社会化在很大程度上是在亲子相互作用之中进行的。亲子关系的质量决定着社会化过程是否顺利、是否发生障碍或缺陷，也决定着社会化所可能达到的水平。

最重要的是，一个人的人格之核心部分或基本结构，是在学龄前即人生的最初几年里大体上定型的。当然，这在很大程度上也是亲子相互作用的产物。

马斯洛（A. H. Maslow）所说的基本需要（安全的需要，爱与归属的需要，被人尊重和自尊的需要）在人生开始的几年里就已经存在。如果这些需要在童年得不到满足，精神就会出现这样那样的障碍，人格的发展也会出现障碍。

对婴幼儿来说，父母亲的态度和行为应具有前后一贯性，这样，他们才能有把握地预测未来，也才会有安全感。儿童基于昨天什么行为被允许或得到赞许，他们便能推断今天的什么行为也会得到允许或赞许，他们对自己和未来便有了信心，便有了安全感。我们必须明确，对儿童安全造成威胁的，并不是毒蛇猛兽，也不是自然灾变，而是周围的人尤其是负有养育责任的人的行为疏忽或失误。如果父母对幼小的孩子缺乏爱护和关怀，孩子的安全感从哪里来呢？如果孩子今天的什么行为得到赞许，什么行为受到制止，并不取决于父母的一贯态度，而取决于父母此刻是否头痛或消化不良，取决于父母今天心情是否愉快，甚至是取决于父母打麻将牌的输赢，那么，儿童便会感到这个世界完全无法预料，当然也就没有安全感。童年深埋着的不安全感，是将来患神经症的一个重要根源。

父母的态度和行为的一致性也十分重要。如果父母不和，意见分歧，孩子便不能（至少很难）形成评价事情好坏的统一标准，也就不能发展无冲突的价值观。很多青年人的心理冲突可以从父母教养原则的不一致那里找到根源。

前面提到了幼儿依恋情感的重要性。但是，随着年龄的增长，父母就必须逐渐"放权"，鼓励孩子在家庭外与同龄人交往，鼓励孩子独立自主。

　　一位大学毕业已一年的23岁的女孩子问医生："我现在该不该谈男朋友呢？"交谈得知，她的父母亲一直向她灌输这样的思想：学生的任务就是读书学习，学习好，自然会有人来找你，用不着发愁找不到对象。这位姑娘在大学四年之中，几乎从来不跟男同学交往。参加工作近一年来，一遇男同事跟她交谈，她就觉得不知说什么好，感到无话可说，十分尴尬。这位姑娘虽然年龄早已成年，可她的社交能力和性格还不如一位健康的初中生成熟。

依恋的发展有两种可能，一是独立自主精神的发展，一是转变为对父母的依赖。依赖是一种不成熟不健康的心理或性格特点，神经症病人的很多苦恼、困难和心理冲突的根源就是依赖。我们必须明确，一个人从小到大，只有在与同龄人经常的交往中，心理才能走向成熟。一直在父母、长辈羽翼的保护下长大的人，既缺乏社交能力，也学不会平等待人的精神。这一点在某些独生子女身上尤其突出。孩子只有通过人际交往的实际经验才能学会待人接物，而不可能单纯靠父母的说教学会这些。在家中，如果有一个苹果或一块蛋糕，父母照例让给孩子吃，这很容易使孩子产生特权观念，似乎一切好东西理应由他一个人独享。倒是在幼儿园里，孩子可以学到许多在家里学不到的东西。幼儿园的老师是懂得如何通过日常生活使孩子学会人人平等的道理的。吃饼干，每人四片，谁也不多谁也不少；分苹果，每人一个，大小一个样。正是这种生活实践，使孩子们逐渐懂得，所有小朋友都一样，大家平等。其实，父母真正懂得这个道理，在家里也完全可以进行同样的教育，产生同样的效果。母亲可以有意选购一个大苹果，回家与孩子分享，这不仅可以避免孩子产生特权观念，还可以增添情趣和加深亲密感。这样，孩子从小便会有"独乐乐不若与人"这种社会情感的萌芽，而不会成为自私或自我中心的人。

有些父母大惑不解：我们对孩子确实是一片真心，关怀爱护备至，为什么孩子越大越变得自私？其实，父母只要好好回想一下自己的言行，就不难发现其中的奥妙。例如，父母二人在谈论机关里分奖金评级别时流露出来的自私心理，无意中却感染了孩子。又例如，某次来客，父母用较次的糖果招待客人，把较好的留给自己家里人吃，孩子会一点儿也不懂这个"道理"么？父母亲本人庸俗不堪，买架钢琴就想培养出孩子高尚的情操，天下哪有这等便宜事！

有些成人感到这个世界是友好的，他们的心胸开阔，与人相处一般不存什么戒心，也乐意对别人投入情感。有些成人则相反，感到这个世界是敌视他们的，他们经常提心吊胆，或心存戒备，与人交往时从不敢敞开胸怀，怕上当受骗，好猜忌。这两种截然不同的处世态度，往往根植于童年时代，是跟不同类型的亲子关系相联系的。一般地说，父母是否善于理解孩子的思想情感，是否善于与孩子沟通，同时也敞开胸怀让孩子理解他们，是决定性的因素。

孩子想吃巧克力，母亲说："不行，马上就要吃饭了。吃了巧克力，你还吃饭不？光吃零食不吃饭，对身体不好。"孩子玩得正欢，父亲说："吵死了，真讨厌，到外边去玩去！"

即使用耐心说理的办法，态度也比较温和，性质并没有变，还是说服。任何两个人，只要互相企图说服对方，就会有一个胜利，一个失败（一个成为有理者，一个成为无理者）。当然也可能谁也说服不了谁。总之，没有沟通。

亲子之间最重要的相互作用不是说服，而是沟通。

孩子想吃巧克力，父母亲首先要理解他有这种需要，也肯定他有满足这种需要的权利，父母亲甚至可以表达自己也喜欢吃巧克力（如果确实如此），这便是沟通。有了沟通，便有可能通过商量就解决问题的途径达成共识。

如果没有沟通而采取说服的方式，不论父母说服成功或失败，总有一方感受挫折，而挫折感的积累，必然导致亲子关系不健康。

要发展良好的亲子关系，促进子女健康成长，惩罚和过分保护是两个最重要的问题，必须妥善处理。这些将在第四章讨论。

对于个人来说，与父母亲的关系对于将来走出家庭后能否与其他重要关系人发展健康的关系，有决定性的影响。也许，一切人际关系无不打上亲子关系的烙印，这就是人类学家为什么特别重视亲子关系之研究的缘故。

一个人如果在与父母交往中学会了沟通（善于理解别人也善于让别人理解自己），他与同学、老师、朋友、同事、上下级等的关系也很可能得到良好的发展。

重要关系人是个人精神生活的有力支柱，如果我们善于与他们发展亲密的关系的话。当一位亲密的重要关系人发生变故（如生离死别、关系剧变等）时，人际交往能力对维持健康的作用就容易看出来了。如果人际交往能力强，通常就会有另外的重要关系人来填补空缺，也就是说，当事人会迅速发展与其他人的关系，把亲密程度提高到前所未有的水平。如果人际交往能力低下，当事人便不得不忍受精神上的痛苦而无法补偿，很可能出现精神障碍。由此可见，人际沟通的能力直接决定一个人对精神打击的承受能力。

第二章　心理冲突

概　述

心理冲突指的是，两种互相对立的情感或欲望同时并存于一个人的心里，当事人既不能放弃其中之一，又无法将二者协调统一起来，从而体验着紧张、不安或其他不快甚至痛苦。

心理冲突，人皆有之。我国古代的学者早已有这方面的描述。

"为外刑者，金与木也；为内刑者，动与过也。宵人之罹外刑者，金木讯之；罹内刑者，阴阳食之。夫免乎外内之刑者，唯真人能之。"（《庄子·列御寇》）这里，"内刑"相当于上面说的心理冲突。来自外面的刀斧（"金"）和棒枷（"木"）使身体受刑。"内刑"指精神受刑，"动"指情欲发动摇作，"过"指因过错而后悔内疚等。"阴阳食之"的意思是说，两种对立的精神活动交错而侵蚀人的心灵。所谓"真人"，不过是庄子的一种幻想。

心理冲突使人不安而痛苦。道家和佛家把痛苦看作纯粹消极的，故对人生取逃避的态度。其实，痛苦可使人悲观沮丧，也可催人进取向上。

道教所设计的神仙，没有任何痛苦，也没有人类的任何欲望和需要，悠悠岁月，无事可做，在寂静的九天之上飘荡。这样的"生活"有什么劲儿？恐怕只能视为用幻想聊以逃避现实的痛苦吧。心理学家做过这样的试验：给志愿受试者每天相当高的报酬，但要求他们逗留在无刺激的环境里，除进餐和上厕所外，日夜躺在床上，不做任何事，戴半透明的护目镜，虽有光感但什么也看不清楚。多数人两三天就主动要求停止试验，恢复自由行动了。可见，没有痛苦但却极其无聊的生活是难以忍受的。谁整天沉溺在幻想之中，或者想方设法回避痛苦，谁也就无法体验现实生活的幸福。

作为人类普遍经验的心理冲突，属于哲学家们讨论的话题，本书不能深谈，不得已时偶尔涉及罢了。作为心理治疗主要处理对象的心理冲突，即神经症性心理冲突，属于本书要讨论的话题。

神经症性心理冲突具有以下四个特点：

1. 没有任何可证实的大脑病理形态学改变作为基础。

2. 心理冲突持久存在，通常持续一年以上。

3. 心理冲突的痛苦令人难以忍受，病人力图从这种痛苦中摆脱出来，却反复失败，不能自拔。

4. 心理冲突妨碍了正常的心理功能（如集中注意，良好的记忆，有条理的思考，相对稳定的心情，作抉择并付之于有效行动等）或导致社会功能受损（如不能上学，不能上班工作，不能操持家务，造成人际关系不和或不能正常地与人交往等）。

关于第一点，精神病学认为，神经症性心理冲突主要是心理社会因素造成的，不是大脑疾病的表现。

关于第二点，由于短暂的心理冲突有强烈的自发缓解的趋势，当事人通常不求助于专业心理治疗者或精神科医生，因而一般不在临床精神病学服务的范围之内。但是，病程虽然不到一年但持续好几个月之久的心理冲突者常常到综合医院看门诊或求助于心理咨询机构。

第三点，这很明显是病人求治之主要缘故。

第四点，对于区别病态和非病态是必要的。司马迁是最好的说明。他受腐刑（割去生殖器官的酷刑）后，感到极大的耻辱，经常忍不住产生自杀的念头，心理冲突之持久与痛苦都达到了严重的程度。"最下腐刑极矣！"（受腐刑是极端的耻辱！）"且夫臧获婢妾，犹能引决，况仆之不得已乎？"（奴婢侍妾，还能够下决心自杀，何况我耻辱之强烈已很难使自己忍辱而不想自杀呢？）"每念斯耻，汗未尝不发背沾衣也。"（每想到自己这种耻辱，总是汗流浃背湿透衣衫。）"所以隐忍苟活，幽于粪土之中而不辞者，恨私心有所不尽，鄙陋没世，而文采不表于后世也。"（我所以忍辱苟活，监禁在肮脏的牢狱之中而不自裁，是因为个人的志愿还没有完全实现，如果碌碌无为了此一生，我的文采就不能显扬于后世了。）*可见，持续一生且极端痛苦的心理冲突，不但没有使司马迁消沉下去，反而激发了他撰写《史记》的坚定信念。《史记》被鲁迅誉为"无韵之离骚"。这光耀千秋的文采，难道不是尖锐心理冲突撞击出来的火花！正因为如此，精神病学不认为司马迁的心理冲突是病态的：尽管十分痛苦而持久，但并未妨碍司马迁的心理和社会功能。

对神经症性心理冲突进行心理治疗之可行性和有效性，有以下两个前提：

1. 心理冲突凡人皆不可免，这就使神经症病人的心理具有可理解性。

2. 心理冲突可使人陷于非建设性甚至破坏性的病态，也可以成为人们进行建设性甚至创造性活动的动力，这就使神经症性心理冲突发生建设性转变成为可能。

否认上述两条，对神经症进行心理治疗就会成为缺乏理论根据或没有道理的事了。

本书的讨论主要限于神经症性心理冲突，所以除特别说明者外，今后提到心理冲突指的就是神经症性质的，这样可以避免啰唆重复。

心理冲突由于某些因素或情况而加剧和迁延下去，我们把这类因素或情况用 x 表示。

---

* 以上原文是从司马迁《报任安书》中摘下来的，括弧里的白话译文系引自袁梅等《古文观止今译》，齐鲁书社，1993 年版，略有改动。

心理冲突由于某些因素或情况而缓和或得以解决，我们把这类因素或情况用 y 表示。

$p(n)$ 表示患神经症或发生神经症性心理冲突的概率（可能性的大小），我们便有以下的一般性的公式 [*]：

$$p(n) = \frac{x}{y}$$

在上述公式里，x 表示导致神经症性心理冲突的因素，或神经症性心理冲突产生的过程，y 表示对待心理冲突健康的应对方式，也就是心理治疗努力的方向。

应该之暴虐

神经症病人的主诉可以概括为这样一种最一般的形式：感到控制不住自认应该加以控制的心理活动（尤其是情绪）。实际上，"控制不住" 和 "应该" 是神经症病人和心理治疗者谈话时最普遍使用的词语。

先从情绪谈起。情绪包含三个方面：

1. 内心的感受或主观体验，这通常具有相当的惰性或持续性。

2. 不随意的身体客观表现，如内脏的生理变化，不由自主的肌肉紧张或肌肉收缩跳动。

3. 随意的肌肉活动，如言语、行动、表情等。

情绪只要达到了一定的强度，那么，很显然，任何人都不能凭意志的努力直接而立刻地消除 "1" 和 "2"。这是意志的局限性。完全明白这个道理，真心实

---

[*] 此公式是一般性的公式，在实际案例中 $p(n)$、x、y 均难以用具体数值来量化，此公式主要用途是呈现影响 $p(n)$ 的因素（即 x、y）以及 $p(n)$、x、y 之间的关系，在本章中，此公式呈现的是神经症性心理冲突的影响因素。

意地承认个人意志的这种局限性，意味着自我接受。另一方面，意志的能动性体现在"3"，也就是说我们的意志能有效地直接控制行为。

对于不愉快的情绪来说，"3"愈有效，即愈是采取言语行动去有效地满足自己的需要和发挥自己的聪明才智，"1"和"2"的减退和消失便愈快而彻底。

如果涉及欲望，那就更是没有有效行动便很难满足。行为愈有效，欲望的满足愈充分。

《三字经》说："曰喜怒，曰哀惧，爱恶欲，七情俱。"可见，情和欲很难截然分开。

神经症病人误以为人能"控制"情欲本身。其实，我们所能控制的只是情欲在行动上的表现。充其量，通过满足需要的有效行为，可以改变和调节情欲之"1"和"2"这两方面的现象。

事情往往跟神经症病人所设想的恰好相反：对"1"和"2"愈是力图控制，"1"和"2"反而愈加强烈而持久。不仅如此，一个人的注意和精力愈是集中于企图控制"1"和"2"，满足需要的有效行动愈是被耽搁了，甚至从根本上被扼杀了。可见，我们不能不承认"控制不住"这个心理的事实。

那么，"应该"又是从何而来？"应该"意味着别人和社会对"我"的要求。

神经症病人通常是"应该感"强烈的人。追起根来，强烈的"应该感"来自父母、长辈的教训、惩罚、强求甚至苛求，来自父母、长辈对儿童的不理解、不宽容和不尊重。惩罚的内化，便是"我应该"，因为一旦出现"不应该的"念头，便感到有受惩罚的危险。

霍妮（K. Horney）称为"应该之暴虐（tyranny of shoulds）"者，就是说的此种情况。这种人的整个心灵处于"应该"的暴虐统治之下，看事情、想问题、考虑行动，总是从"我应该"或"我不应该"出发，而很少从"我喜欢""我愿意""我要"出发。

每个社会都有禁忌，只是不同的社会禁忌的内容不尽相同罢了。如果父母、长辈对儿童限制过多，惩罚过严，要求过苛，那么，儿童从小就会满脑袋的禁忌意识。

每个社会都允许它的成员享有一定的权利。从心理卫生上说，我们必须明确的权利是：只要不违法和不妨害别人，每个人都有追求愉快的权利。显然，禁忌意识极度膨胀的人，权利意识便相应地萎缩了。

其实，情欲本身一般并无所谓好坏，只是满足情欲的方式方法和行为有好坏之分。教养，在于启发、引导和帮助儿童以日益符合社会规范和愈来愈有效的行为模式去满足他们的情欲，而非批评或企图扼杀他们的情欲本身。切忌对儿童这个"人"取否定态度，也就是说，不要说某孩子是"坏孩子"，而只能说某种行为是不好的或坏的，而行为是可以改变的。

本节的讨论可以概括为下述公式：

$$p\,(\,n\,) = \frac{\text{我应该；我不应该}}{\text{我喜欢；我愿意；我要}} = \frac{\text{禁忌意识}}{\text{权利意识}}$$

"控制不住"是控制太多太过分的结果，是"应该之暴虐"的产物，是禁忌意识过分强烈的表现。走出心理冲突的道路是发展个人的权利意识。当然，这首先要求我们每个人弄清楚自己究竟喜欢什么，需要什么，否则，有效的行动就谈不上。

违禁性罪感

西格蒙德·弗洛伊德在神经症病人身上看到了明显的或深埋着的罪感，并且发展了一整套理论，这是他对精神病理学的一大贡献。

其实，孔子早在两千多年前就有类似的认识："内省不疚，夫何忧何惧。"（《论语·颜渊》）这就是说，反观内心深处，丝毫没有罪恶感，也就不会有什么忧虑和恐惧了。

弗洛伊德的罪感学说可以追溯到基督教的原罪观念，但弗洛伊德将它发展成了一种系统的心理学学说。孔子在两千多年前的发现，在中国并没有发展成任何相应的心理学学说，这就只能从中国传统文化所固有的特性里去寻找解释了。也许，泛伦理主义是阻碍我国科学发展的一个主要因素。当然，我国文化过于看重现世（拒斥彼岸世界），过于看重实用和功利，而西方过于理性之穷究和不顾后果，也是重要因素之一。顺便一提，中国人缺乏西方人那种深厚而广泛的宗教意识，其积极和消极面都显而易见。叔本华说过，人是形而上的动物。这话颇有道理。人类智慧的高度发展使个人总不甘心于一死便万事皆空。然而，心理治疗的原则之一是，文化的某个方面或因素，即使它为很多人所接受、认可，如果它不利于甚至有害于心理卫生水平的提高，也必须加以反对。这是心理治疗者的一种根本态度。

西格蒙德·弗洛伊德所说的罪感其实只是违禁性罪感，但他却以为人类只有这样一种单一的和同质的罪感，这就不对了。例如，还有自我背叛性罪感，我们将在第五章讨论。

还有一点必须指明，弗洛伊德生活在强调原罪的基督教文化氛围中，他重视违禁性罪感是完全可以理解的。但是，他几乎不谈耻感，却与我国文化有所背离。这一点，将在下面一节里讨论。

儿童不识禁忌，言行肆无忌惮，也就免不了要受惩罚。惩罚的痛苦使儿童认识到哪些行为是坏的，也逐渐接受了父母、长辈的善恶标准。社会规范之个人化和个人的社会化，是同一过程之两种说法。惩罚一旦个人化和内在化，就成了自我惩罚。违禁性罪感的痛苦实际上就是自我惩罚的痛苦，所谓内疚、自责、自罪，所指即为此事。

违禁性罪感也就是神经症性罪感，因为这种罪感愈是强烈而深刻，它就愈是可能通过防御机制而形成各种神经症症状。

违禁性罪感有以下三种常见的情形。

一、一种生活风格、人生态度和行为模式

实际上，这就是前面谈到的"应该之暴虐"。这种人倾向于谨小慎微，因为任何小过失都可以激发他们的罪感，即所谓触及良心的痛处。清规戒律把他们紧紧地捆住了。这种人倾向于禁欲主义，即使遇上节日和喜庆的场合，他们也绝不敢有所放肆，因为他们害怕罪感的侵袭。因此，享乐能力低下是必然的结果。所谓有福不会享和自找苦吃，大多就是这种人。一句话，根深蒂固的违禁性罪感构成了人格的核心，弥散性地渗透到了观点、态度和行为模式的方方面面。

二、禁忌的象征化

这在第三章讨论"转移"这一防御机制时还要谈到，这里仅举几个简单的例子。

"淫"字的本义是过分、过多，引申义指男女间的不正当性关系。"秽"字的本义是肮脏，引申义与"淫"字接近。淫秽二字连用，表明不洁和肮脏，早已具有约定俗成的象征意义，这一点，中西文化不约而同。肉体不洁象征着灵魂不洁，以致许多强迫症病人整天没完没了地洗涤，似乎有跳进黄河也洗不清的罪恶。西格蒙德·弗洛伊德称强迫症为"禁忌病（taboo illness）"，可谓切中要害。有些病人的禁忌已经明显远离社会习俗，病理性更加鲜明，例如，某病人回避一切圆形器物，吃饭盛菜一律用方形的食品盒，连写字也不用圆柱形笔杆而只用多面体笔杆，因为他认为做人应该方方正正，不应该圆滑。尽管表现形式相当荒谬，这一点病人心里也完全明白，但仍然不得不这样做。只有这样做，他心里才觉得好受些。对于神经症病人来说，荒谬意味着把现实加以非现实化，把道德加以非道德化，因为他们要逃避现实，要逃避道德上的自我惩罚。与此同时，在病人心目中，幻想的东西变成了现实，与道德无关的事变成了严重的道德问题。这

就是心理冲突的辩证法。也可以说，荒谬是对不合理的违禁性罪感的反抗（"你不讲道理，我也不讲道理！"）。可惜，这种反抗不具有反思性（将自我客观化并作历史的考察）和自觉性，所以只能陷于同一层次的重复之中（强迫症之重复性）。弗洛伊德的学说，随着他的研究重点从歇斯底里转向强迫症，变得越来越复杂和体系化，可以说主要是为了解释荒谬。弗洛伊德长于投情地（empathically）进入到病人的内心世界里去，但由于卷入过深，到头来使他的学说也不能免于荒谬。这里并没有贬义，伟大和荒谬从来就结有不解之缘。然而，如果我们原封不动地照搬弗洛伊德的理论，那就只有荒谬，伟大连影子也没有了。

三、混沌罪感

这是含糊笼统、不分青红皂白的罪感。例如，把观念和行动等同视之，把所谓"邪念"甚至自认不应该的想法一概视之为罪恶；把儿童少年时的顽皮行为和小过失视为不可饶恕的罪恶而深埋于心底，从来不曾提到意识的层面，用成人宽容少儿的态度对待之；把哀悼心情渲染成罪恶，似乎亲人病逝是他一手造成的，等等。

前面已经提到过，权利意识是禁忌意识之有效的对抗剂。对于违禁性罪感，权利意识也同样是有效的对抗。

本节的讨论可概括为下列公式：

$$p(n) = \frac{\text{违禁性罪感 / 痛苦的良心}}{\text{权利意识 / 愉快的良心}}$$

个人耻感

耻感就是感到可耻，这是一种强烈而痛苦的情感，极端的情况可以直接导致自杀。

耻感有两种：群体耻感和个人耻感。前者属于社会心理学和文化人类学研究的领域，与精神病理学无直接关系。但是，在群体耻感高度发展的文化里，个人耻感也较其他文化常见而强烈。

西格蒙德·弗洛伊德认为，耻感充其量只是分离焦虑与罪感的中间过渡形式，它本身并没有多大的精神病理学的重要性。这种观点也许适合弗洛伊德所属的文化。在我国（也许还有日本），如果忽视或不谈耻感，很多现象便无法理解和解释。《论语》有不少地方谈到耻。不属于儒家的管仲有言："礼义廉耻，国之四维。"鲁迅先生说的"合群的爱国的自大"，显然是列强侵略奴役中国造成的耻感之过分的代偿。

当成人对光屁股的幼童说"羞！羞！羞！"时，耻感便开始萌芽。并且，耻感的高度发展可以持续到成年，但也有不少人罪感却是不发展的。再者，**耻感源于担心被孤立、被遗弃和被轻视，与违禁性罪感源于惩罚不同。**可见，弗洛伊德关于耻感的学说至少不适用于中国。

所谓面子，对说英语的人来说是舶来品。过分爱面子，实际上就是强烈耻感的一种代偿。

耻感的社会作用在于使人从众、从俗。

个人耻感和群体耻感之间，似乎存在反比关系。这就是说，一个人如果群体耻感强烈，则个人耻感相对地不大明显。这种人有强烈的集体荣誉感，可以得到人们的认同和赞许。反之，个人耻感强烈的人一般对国家民族甚至家庭的利害荣辱都不大关心，他们一心想的就是自己那张脸有无光彩。我们常说"赏脸"，表明面子是要别人赏给才有的。这就为心理冲突提供了巨大的可能性。语云，"死要面子活受罪"。一语道破了耻感强烈造成的心理冲突。我们甚至可说，个人耻感强烈本身就是一种心理冲突。这种人特别不能忍受有伤面子的事，而热衷于别人对他的夸奖，即使言不由衷，听了也高兴。要得到别人的赞许，就必须迎合别人的价值观，这就容易使耻感强烈者陷于左右为难的处境。譬如说，张三欣赏服饰华丽，李四欣赏衣着朴素，那么，我怎么办？在张三眼里有面子势必在李四看来没有面子。正由于人们有着不同的甚至恰好相反的价值观，耻感强烈的人几乎时刻都有丢脸的危险，这就是"死要面子"势必"活受罪"的缘故。由于虚荣心太重，即使是人们不负责任的闲言碎语也使他们为之苦恼。想讨好所有的人，往往会得罪大多数人，这个道理并不难懂。然而，让这种人不解的是，争强好胜确实造成过度紧张，甘心落后于人难道就可取？爱面子虽然算不得什么美德，但人总不能死不要脸吧？关键在于，如果一个人未能牢固地确立个人相对独立的价值观，完全看人家的脸色行事，个人耻感的阴影就有可能笼罩他的一生。

在我国，自卑往往是个人耻感的别名。如果学习工作一帆风顺，经常得到老师或上级的好评，这种人可以显得自信而踌躇满志。一旦丢了面子，如受到老师的批评或失宠于权威性的上级，往往一蹶不振，陷于不能自拔的痛苦之中。

在事件发生的当时，过分爱面子的人往往极力克制自己，即使正当权益受到侵犯也不敢反击。到了事后，丢面子的危险不复存在，便感到十分气愤。回到家里对父母或配偶发脾气，一个人关在房间里大哭大闹，确实毫无丢脸的危险，但这种过时的和无效的行为不但无助于提高适应社会的能力，还可能破坏家庭和睦和愉快的气氛，徒增后悔的痛苦，并不能有效地恢复内心的平静和促进心情的好转。

在等级制度根深蒂固的社会里，一个人要做到撕破面子坚持原则，确实很不容易。这是心理治疗所遇到的文化阻碍之一。前面已经提到，对于文化之不利于心理卫生的消极面，心理治疗必须坚持反对的原则。明确了这一点，治疗者和病人真诚合作，总是可以找到妥善处理的途径。

父母对待子女的态度是子女个人耻感强弱的一个决定因素。在尊重人性的家庭里成长起来的人，个人的独立自主精神自然得到了发展。反之，如果父母根本不尊重子女的正当权利，经常凭个人的好恶决定对子女的赏罚，子女取悦于父母时给予夸奖，不听话就斥责，或者，父母本人就是极好面子的，通过模仿或认同，子女也就很可能成为过分好面子的人。例外的情况是，父母虽然极爱面子，但也很重视对子女社交能力的培养。在这样的教养之下，子女长大后虽然很爱面子，却可以是位八面玲珑善于应酬的人物，也就是说，也很善于照顾别人的面子，如此则心理冲突的可能性较小。

本节的讨论可以概括为下列公式：

$$p(n) = \frac{个人耻感}{集体荣誉感；个人的价值观；社交能力}$$

不安全感

不安全感是德国精神病学家阿沙芬伯格（G. Aschaffenberg，1911）首先加以描述的。后来，施奈德（K. Schneider）做了进一步的发挥，他所描述的不安全的人格障碍，成了目前举世公认的强迫型人格障碍的描述模型，《国际疾病分类（第10版）·精神与行为障碍·临床描述与诊断要点》（1992）中的强迫型人格障碍便是如此。

马斯洛认为，安全的需要是人的基本需要之一。但是，这要求在幼年时得到满足，否则，不安全感便会在心灵生根，成年后很难拔除。从小在安全、温暖和充满爱的环境下生活的人，容易有安全感。反之，从小被冷落被遗弃，或者母亲具有焦虑气质，或者缺乏母爱，父母严重不和等，这种人就很可能有严重而深刻的不安全感。

安全对于个体和种族都是头等重要的。动物（尤其是草食动物、鸟类等）的交配繁殖总是要寻找到安全的处所后才进行。一旦出现被侵袭和被攻击的威胁，动物的性功能甚至会出现抑制。由此可见，人类安全的需要是有物种演化上长远的根源的，其需要之强烈也就不难理解。

有不安全感的人往往用过分追求安全的行为使自己感到心里踏实，即使费去过多的时间、精力和财物也在所不惜。"不怕一万，就怕万一"，成了这种人的行动指南或座右铭。

人生中的风险是客观地经常存在的，绝对的安全是不可能的。这对大家都一样。有安全感的人"敢"字当头，如果天灾人祸临头，那也只有听天由命了。无安全感的人却不然，他不能忍受一般人能够泰然处之的并无什么危险的处境，总是过分追求安全，以致严重牺牲效率和经济原则。

> 有一位职工，某次因交通堵塞，上班迟到了。从此她4点即起床，赶忙准备好一切后便匆匆地去公共汽车站。她必须坐上首班车，这才心里踏实。如果再迟到，那确实无论如何不能怪她了。然而，每年300多天，为了坐上首班车获得暂时的安全感，她每天比人家要少睡2～3小时，付出的代价也太大了。

严重地牺牲效率和不顾经济原则，有不安全感的人学习工作落后于他人，缺乏成就感，所以从长远看来，他们的不安全感并不减轻，反而由于过分代偿而趋于严重。"转移""孤立"等防御机制（详见第三章）起作用，强迫症状便出现了。

未来对于我们大家来说都是不确定的。所谓生存焦虑，凡人都不可能绝对没有。健康人通过建设性的行为模式使自己体验着成就感，在从事感兴趣甚至强烈爱好的活动中体验着满足，在友爱的人际相互作用中体验着温暖和幸福，这一切便把焦虑和不安全感冲淡甚至淹没了。有不安全感的人，其时间和精力过多地耗费在追求安全上，上述健康人的愉快体验他们很少或几乎没有。这样一来，他们强烈地感受着人世的不确定性（uncertainty）：未来变得完全不可预测，世界的变化似乎毫无规律，偶然和意外的事件实在太多。于是，他们便人为地制造"规律"，使自己心里感到踏实。比如，有一位病人每天刷牙必须按左上、左下、右上、右下、中上、中下的次序，每处刷三下，一遍完了再按同样次序和次数重复，总共三遍，不许多也不许少，更不能乱来。这类人做什么事都有刻板的程序和方式，因为只有这样，他们才感到所生活的这个世界是有规律的。他们不仅对自己强求（self-demanding），也强求亲人和同事按他们的规矩行动，否则，便会感到强烈的不安和焦虑。可以想象，这类人很难与人和谐相处，更不容易跟人家有亲密感了。

在一般人看来，这类人很"迷信"。其实，那不是任何一种作为民俗或意识形态的迷信，而是个人独特的所谓巫术化行为。有一位病人出门去买酱油，从出家门起，他就计数迎面碰见的人，到商店门口，总共碰见 11 人。他认为单数不吉利，什么也没有买就走回家中。大家都知道，赌场上迷信是相当盛行的。这并不难理解，因为骰子究竟是单还是双，总是不确定的。每一次单双的概率都是二分之一，这是不确定性的极大值。赌徒为了免于焦虑和加强赢钱的信心，只好乞灵于迷信。有不安全感的人几乎整个生活都像是在进行机遇赌博，这就难怪他们要发展各自独特的"迷信"了。

本节的讨论可以概括为下列公式：

$$p(n) = \frac{\text{不安全感和过分追求安全}}{\text{接受人生不安全这个现实，用有效行动发展人际关系}}$$

被爱的渴求

人们由于恋爱和婚姻生活而苦恼甚至痛苦不堪，是常见的。神经症病人大多都有这方面的不快经验，虽然不一定构成心理冲突的主要内容。

霍妮认为，被爱的渴求（thirst for love）是神经症病人的一种常见心态。确实，被爱的渴求是使心理冲突尖锐化且持久不得解决的一种重要原因。

来自母亲的爱使婴幼儿产生相应的爱的反应。如果母亲的爱是真挚的、温暖的并且恒常不变，儿童也就逐渐学会了主动地爱别人的能力，这是健康成长的一个极为重要的方面。

如果一个人从小严重缺乏母爱，也没有其他亲近的人给予关爱以代替母爱的温暖和关怀，这个人就会产生"被爱的渴求"，同时，他也很难形成或不能学会主动地爱别人的能力。

主动爱别人的能力低下或缺乏，使一个人爱的需要总是得不到满足。这种人容易认为自己是不值得别人爱的人，也就更加没有勇气和信心去与别人亲近。眼看着别人被爱或两个人相互爱着，这种人容易感到自己不幸或这个世界不公平，容易怨天尤人，也容易嫉妒别人，这一切都给发展亲密的人际关系带来困难和阻碍。

然而，只要不是由于某些先天或后天疾病的原因造成了情感冷淡，被人爱和爱别人是人的一种基本需要。按马斯洛的学说，基本需要得不到满足，就会发生精神障碍。临床事实表明，情况确实如此。而最重要且常见的病态便是心理冲突。

本节的讨论可以概括为下列公式：

$$p\,(n) = \frac{被爱的渴求}{主动爱别人的能力}$$

因此，神经症病人的出路是，培养社交兴趣，提高社交技巧，逐渐学会理解和关心别人。一旦主动爱别人的能力提高了，发展了，一个人就会感到他生活在充满爱的世界里。对于男女之间的爱情来说，只有双方都主动，才会有真正的爱情。只要一方不主动，爱情就会是不能令人满意的，甚至是有缺陷的。

自卑情结

自卑是令人苦恼和痛苦的，因此，自卑者总是想方设法要去掉这个心病。阿德勒（A. Adler）关于自卑的学说是现代心理学史上的一件大事。心理治疗的实践也反复证实，心理冲突者几乎都是自卑的。

心理冲突者掩盖自卑的办法，一般是极力追求优越感，即争强好胜，力图超过别人。其实，争强好胜本身并非坏事，优秀运动员没有一个不是勤学苦练，非夺冠军不可的。然而，我们还必须看到优秀运动员另一可贵的品质，就是不怕挫折，不怕失败，失败了绝不沮丧气馁。而自卑者却是争强好胜而又输不起的人，这是他们致命的弱点。为什么输不起呢？因为一旦失败，清楚地看到自己不如他人，自卑便再也掩盖不住而在意识里显现出来，使他难以忍受。

自卑者一般是勤奋的。为了有把握超过别人，自卑者对自己要求很高，往往达到自我苛求的地步。这样便带来两种不利的效应：（1）在努力的过程中很难体验到轻松愉快，甚至感到紧张，当然，也就兴味索然。这种人并非对所学所做的事本身感兴趣，唯一目的在于超过别人，体验优越的快感，或得到别人的夸奖才感到愉快。（2）由于所定的标准太高，往往导致挫折感和失败感，使痛苦更甚。

很多神经症病人诉述患病的原因是学习或工作过度紧张。这种说法是不对的。

健康人具有张弛自调节能力，这就是说，在必要时（如遇意外紧急情况，或困难任务）可以使自己紧张起来，而一旦紧急情况过去了或者事情暂告一段落，又能使自己松弛下来。所谓过度紧张，实指持续紧张而不能松弛。学校有课间休息，工厂也有工间休息，并且总有吃饭睡觉的时间是完全可以松弛的。如果客观情况允许和要求放松休息，仍然感到紧张，这种过度紧张绝不是得病的原因，而是别有原因造成的结果，是已经得了病的症状表现，是张弛自调节的正常功能已经出了故障。

为什么会过度紧张呢？最常见的是担心失败，害怕落在别人后面，归根到底是自卑感在作怪。有些病人似乎对自己有所了解，他们说，得病的原因说来说去只能怪自己，吃亏受罪就在于自尊心太强了。这些病人的说法虽不无道理，但他们错误地把自尊心和优越感混为一谈了。必须明确，自尊心和优越感是根本不同的。

优越感是自卑感的代偿，并且是不健康的代偿。为了完全掩盖自卑，这种代偿往往是过分的。例如，一位学生考 95 分仍然哭鼻子，因为班上有好几位同学考 100 分，他没有得前三名。自卑的过分代偿要求人务必拔尖，事事出人头地，每次都得第一，这实际上是几乎不可能的。

说高考竞争激烈，千军万马过独木桥，怎么能不过度紧张？实际上也不尽然。每年高考者甚多，但只有少数人过度紧张或患神经衰弱之类。完全或主要用客观情况来说明过度紧张的原因，是讲不通的。

优越感本身蕴含着看不起人，尤其看不起那些自认为是不如自己的人。因此，优越感通常会妨碍良好人际关系的发展。优越感表现明显的人往往一个好朋友也没有。

自尊与尊重别人是同一心态的两个不同侧面。我为什么尊重你呢？唯一的理由是，你和我一样，都是人，都具有人的尊严。如果今天你当官，我尊重你，明天你下了台，我就看不起你了，那叫作对"人"的尊重么？

追求优越感的人缺乏的正是自尊。所谓自卑只不过是自尊之缺乏罢了。

以优越感傲视于人者，其自以为优越于人之处是什么呢？高干家庭出身，有名，有钱，有权，有学问，有技术，美貌英俊，等等。然而，上述这一切都没有的人难道就不是人，也就不值得我们尊重？

中国人自卑的很多，这是由于，我们的父母亲往往不尊重子女。在缺乏尊重的文化氛围中长大的人怎么能不自卑呢？

马斯洛认为，首先是被人尊重，然后是自尊，这是人的基本需要。这种基本需要得不到满足，人就会发生精神障碍。

现在的实际问题是，个体已经不是儿童了，甚至已经年满 18 岁了，由于从小很少被人尊重，以致埋下了自卑的种子，怎么办呢？

首先，我们必须从追求优越感以掩盖自卑感这种痛苦的心理冲突中醒悟过来，真正认识到这绝不是一条走向心理健康的正道。"实迷途其未远，觉今是而昨非。"为时尚未为晚。

阿德勒的自卑学说，知道的人很多。但是，他的另一更为积极的提法，知道的人却很少。他主张，消除自卑唯一健康的途径，是培养 Gemeinschaftsgefühl。这是一个德语词，似乎还没有很恰当的汉译。英文译为 social feeling，并不确切，因为所谓社会情感，含义过于广泛笼统。阿德勒的意思指的主要是和周围人忧乐与共、休戚相关的情感。确实，一个人有了这种情感，自卑便失去了藏身之处。

自卑的对立面是自尊。对于一个青年或成年人来说，他必须在与人交往中逐渐学会尊重别人。开始时，也许只是出于礼貌，即使有所感也比较肤浅，这不要紧。自卑的造成，对别人缺乏尊重，这不是青少年的错，是长辈和不良的文化氛围造成的。当然，一味归咎于别人，丝毫无补于实际，要紧的是社交的实践。只要我们真正认识到尊重别人的重要性和必要性，坚持做下去，在学会尊重别人的过程中，我们也就会逐渐树立起真正的自尊。愈是尊重别人，自尊也愈是得到巩固。愈是自尊，也就自然会真心实意地尊重别人。

本节的讨论可以概括为下列公式：

$$p(n) = \frac{自卑感与优越感互相加强}{尊重别人与自尊互相加强}$$

其　他

在第一章有关亲子关系和子女教养的讨论中，一部分可概括为下列公式：

$$p(n) = \frac{依赖}{独立自主精神}$$

第四章行为研究的部分讨论可概括为下列公式：

$$p(n) = \frac{僵化而有限的行为模式}{可塑的行为模式；丰富的行为储备}$$

第五章适应与调节的部分讨论可概括为下列公式：

$$p(n) = \frac{重占有的生活（限于追求外目的）}{重体验的生活（重视内目的）}$$

常形和变形

心理冲突有常形和变形之分。

　　某人想离婚，因为结婚五年以来，夫妻感情一直不和，并且越来越严重。近二三年来，几乎事无论大小，双方总是话不投机，互相争执，每一次争执都毫无结果，弄得两人都十分气愤又憋闷，极不痛快。如此相处下去，双方实在受罪，也妨碍工作时的心情和积极性。同时，他又不想离婚，因为婚前他曾一再说过，一定永远爱她，现在背信弃义，良心上实在说不过去。并且，也担心周围人们议论。再者，他们已经有了一个孩子，现在刚3岁，离婚显然对孩子很不利。想离婚和不想离婚两种想法和倾向都很强烈，也都有旗鼓相当的理由，双方势均力敌，长期想来想去，始终解决不了，因而感到十分痛苦。这就是心理冲突的常形。当事人如果把详细经过告诉别人，人们完全可以理解，不会认为这是什么"神经病"或"精神病"。当然，也无需用什么特殊的心理学理论去解释这类夫妻不和的现象。俗话说，家家有本难念的经，原也不足为怪。

可是，最后当他来找精神科医生看病时，情形却不同了。病人一进诊室就对医生说："每天晚上一吃完晚饭，就自己跟自己打架，实在太痛苦了。"医生问他究竟是怎么回事？病人进一步叙述："每天晚饭后我就陷于一种不能自拔的两难境地，想吃药又不想吃药，反复斗争。"这在局外的一般人听起来就十分费解了。在一般人看来，吃药嘛，这有什么好为难的呢？想吃就吃，不想吃就拉倒。如果由于缺乏医药知识而无法决定，请教医生不就行了吗？医生叫你吃你就放心地吃，医生叫你别吃你就不吃，这不是很简单么。在这种问题上反复思想斗争，弄得痛苦不堪，实在叫人无法理解，一定是"神经"出了毛病，钻到牛角尖里出不来了。殊不知这吃药和不吃药的心理冲突包含着离婚和不离婚这两种强烈的情绪和愿望。吃药和不吃药，是心理冲突的变形，离婚和不离婚是心理冲突的常形。变形由常形转变而来，观念内容变了，情欲的冲突未变，心理冲突的形式和性质未变。这个例子比较简单，转变的经过也不难弄清楚。转变的经过如下：

由于长期纠结于离婚与不离婚，病人开始另谋精神上的出路：感情生活不如意，从事业发展上去找补偿！于是，决定考"托福"，争取通过考试，到美国留学去。这个想法倒不坏，只是实行起来并不容易。病人可以控制自己不去想夫妻吵架的事情，但不愉快的情绪并不会因此驱之即去的。读书这事，看起来不费力气，可是要求心情平静和注意集中，否则，就会读不进去。显然，夫妻不和的不快心情，使人心烦意乱，注意力难以集中。下决心，调动意志的力量，虽然可以勉强读下去，但内心有不快情绪的干扰，读书效率不高，英文单词记住又忘了。病人只好开"夜车"，延长读书时间，一个单词反复多念几次，多复习几遍。不难想象，病人读起书来特别费精神，感到很紧张。深夜困了，只好上床睡觉。可是一躺下，满脑子尽是英文单词，驱之不去。病人开始失眠了。一出现失眠，病人便焦虑不安，心想睡不好觉，弄成神经衰弱，"托福"和留学岂不都成了泡影？婚姻失败，事业无成，这一辈子岂不彻底完蛋？不行，找医生去。一般内科医生都很忙，哪有时间和病人细谈，一听说失眠，便开处方，叫病人服用助眠药。开始服用助眠药很有效，但不久就不灵了。病人遂自作主张，增加剂量，两种甚至三种药一起吃。这时，心理冲突开始发生变形，离婚与不离婚退居次要地位，可以不去想它了，考虑的焦点集中在吃药问题上。吃药么，白天昏昏沉沉，头脑很不好受，并且医生已经警告过，长期吃药会上瘾，还会损害肝功能，甚至导致肝硬化；不吃么，整夜在床上翻来覆去，烦躁焦虑达到极点。愈着急愈睡不着，愈睡不着愈着急，叫人无法忍受。最后，由内科转诊至精神科。病人一见精神科医生，便是这病例开头的那些话：每天吃完晚饭就自己跟自己"打架"，吃药还是不吃药两种思想发生激烈斗争。

从上面的病例可以看出，心理冲突的常形有两个特点：（1）它带有明显的道德色彩。确实，婚姻绝不只是个人的事，它涉及夫妻双方以及孩子的切身利益。不论你对离婚持什么观点，都不可能完全丢开道德。你可以认为离婚是道德的，也可以持相反的观点，认为离婚是不道德的。总之，丢不开道德判断。（2）它涉及现实生活中的重大事件。婚姻乃人生大事，这是雅俗一致的观点。正因为如此，由于现实生活中的重大事件而陷于心理冲突，是大家都可以理解的苦恼。

心理冲突的变形，如上例，也有相应的两个特点：（1）它的内容与道德没有什么关系。你很难说吃药和不吃药何者为道德何者为不道德，似乎跟道德扯不上。（2）它所涉及的事情或内容，在局外人和不懂精神病理学的人看来，是难以甚至无法理解的。吃药不吃药，可以说是生活小事，不值得去费脑筋反复思考，居然闹得那么痛苦，尤其令人莫名其妙。

心理冲突的常形也可以表现为，生活中事无巨细，总是左右为难，犹豫不决。这通常是少年甚至童年就逐渐形成的人格障碍。

心理冲突的变形可以表现为相当奇特的形式，它由常形转变而来的过程，不通过心理治疗专业工作者的分析，是弄不清楚的。

为了理解和解释心理冲突的各种变形，必须借助于某种心理学的理论构想。下一章讨论的"防御机制"，便是一种可能的解释。

第三章　防御机制

引　论

G. E. Vaillant（1992）认为，防御机制是西格蒙德·弗洛伊德对人类心理学最具有创造性的贡献。他还写道，当精神病学进入 21 世纪时，弗洛伊德学说的许多部分可能会被抛弃，但关于防御机制的阐述却不会。

遗憾的是，亲受西格蒙德·弗洛伊德教诲的弟子们及再传弟子们对防御机制的重要性似乎都认识不足，也较少注意，只有他的女儿安娜·弗洛伊德（1936）是唯一的例外。

在 40 年的长时间里，西格蒙德·弗洛伊德辨认出并阐述了我们现在知道的几乎所有的防御机制，但他本人在著作中使用的术语及其含义随着时间而常有变动。他本人也从未对防御机制做过系统的或前后一贯的总结性的论述，这就给他去世后的研究和应用带来了分歧和困难。

早在 1894 年，西格蒙德·弗洛伊德就写道，情感可以与观念"脱节"，并"转移"而与另外的观念"再附着"在一起。此时，他强调了"阻抑（repression）"的作用，这可以视为防御机制最原初的表述。此后，各种防御机制陆续出现在他的著作中，终于成为理解和解释人类心理（包括常态和病态）的一套有效的构想。

西格蒙德·弗洛伊德认为，防御机制有五种性质：

1. 防御机制是处理本能和情感的主要手段或措施。

2. 防御机制是无意识的（unconscious）。

3. 各种防御机制是彼此离散的（discrete）。

4. 尽管防御机制是精神科综合征的特征性标志，但它们是动力的和可逆的。

5. 防御机制可以是适应性的，但也可以是病理的。

对于上述第 2 点，即"防御机制是无意识的"这个理论构想，人们不可避免地存在尖锐的分歧。西格蒙德·弗洛伊德本人也承认，他的理论性学说属于"超验心理学（metapsychology）"的领域，即具有非实证性和非经验性。这大概就是 DSM-Ⅲ（1980）将精神分析完全排斥在外的缘故，因为 DSM-Ⅲ 力图将诊断和分类建立在现象和症状之描述的基础之上。1985 年，在达拉斯市举行的美国精神病学协会的年会上，对防御机制之经验的评估以相当规模的形式正式公之于世。在这次会议上，S. T. Hauser、J. C. Perry、L. McCullough、M. Bond 和 G. E. Vaillant 五位学者各提出了一篇报告。1986 年，这五篇报告由美国精神病学出版公司（APPI）以《临床洞察》（*Clinical Insights*）为名的专著形式出版了（编者为 G. E. Vaillant）。从此，对防御机制的临床评估在美国开展起来，这就导致 DSM-Ⅲ-R（1987）的编撰工作中设有专门的"防御机制顾问委员会（Advisory Committee on Defense Mechanisms）"。此委员会的工作以建议和词汇表的形式载于 DSM-Ⅲ-R 之中，而在 DSM-Ⅲ 是没有这方面的内容的。值得注意的是，在 DSM-Ⅲ-R（pp. 393 ～ 395）中，对防御机制下定义时完全放弃了"无意识的"这个术语，而只说防御机制是"相对地不随意的（relatively involuntary）"，这就使不同意弗洛伊德的基本理论的人也可以接受了。

上述第 3 点说，"各种防御机制是彼此离散的"，这是大有争议的。就本书作者所涉猎的精神分析文献而言，分析家们所使用的防御机制的名称（术语）不下 50 个之多，它们的含义有些很近似，有些实为同义词，有些概念之内涵部分相叠，事实上不能把它们一个一个地剥离分开，使彼此独立。

下面举几个例子，便不难看出术语及定义在使用上的分歧和混乱。

安娜·弗洛伊德（1936）确认了10种防御机制：

1. 阻抑（repression）

2. 退行（regression）

3. 反向形成（reactive alteration of the ego or reaction formation）

4. 孤立（isolation）

5. 取消 *（undoing）

6. 内摄（introjection）

7. 投射（projection）

8. 转向反对自己（turning against the self）

9. 逆转（reversal）

10. 升华（sublimation）或转移（displacement）

DSM-Ⅲ-R 列举了18种防御机制：

1. 见诸行动（acting out）

2. 自闭性幻想（autistic fantasy）

3. 否认（denial）

4. 贬低（devaluation）

5. 转移（displacement）

6. 解离（dissociation）

7. 理想化（idealization）

8. 理智化（intellectualization）

9. 孤立（isolation）

---

* 也有学者翻译成抵消。

10. 被动攻击（passive aggression）

11. 投射（projection）

12. 合理化（rationalization）

13. 反向形成（reaction formation）

14. 阻抑（repression）

15. 躯体化（somatization）

16. 割裂*（splitting）

17. 压抑（suppression）

18. 取消（undoing）

在美国《精神病学综合教科书》第 3 版中，W. W. Meissner 列举的防御机制计 30 种：

1. 否认（denial）

2. 歪曲（distortion）

3. 投射（projection）——妄想性的

4. 见诸行动（acting out）

5. 堵塞（blocking）

6. 疑病（hypochondriasis）

7. 内摄（introjection）

8. 被动攻击行为（passive-aggressive behavior）

9. 投射（projection）——非妄想性的

10. 退行（regression）

11. 分裂样幻想（schizoid fantasy）

12. 躯体化（somatization）——不成熟的机制之一

---

* 也有学者翻译成分裂。

13. 控制（controlling）

14. 转移（displacement）

15. 解离（dissociation）

16. 外在化（externalization）

17. 抑制（inhibition）

18. 理智化（intellectualization）

19. 孤立（isolation）

20. 合理化（rationalization）

21. 反向形成（reaction formation）

22. 阻抑（repression）

23. 性欲化（sexualization）

24. 躯体化（somatization）——神经症性的

25. 利他主义（altruism）

26. 期待（anticipation）

27. 禁欲（asceticism）

28. 幽默（humor）

29. 升华（sublimation）

30. 压抑（suppression）

关于防御机制的讨论，可以概括为下述四个要点：

1. 防御机制是"相对地不随意的"［完全随意的活动，如从事文娱体育活动，属于个人的"应对风格（coping styles）"，本章不讨论］，其目标是缓解精神痛苦，也是处理心理冲突的手段。

2. 防御机制人人都有，但每个人所采用的特殊机制不尽相同。若使用恰当，它有助于适应社会生活，维持相对健康的心理，也可以促进成长甚至发挥潜力。但是，若某种或某些防御机制使用不当或过分，便会妨碍人际交往，甚至破坏人际关系，导致精神症状，因而成为病理的。

3. 防御机制是用以理解和解释现象与行为之理论性或假设性的心理过程，故不应该将现象或行为本身（如否认、被动攻击行为）视为防御机制，不应该采用精神病学术语（如疑病症、分裂症、自闭症），也不应该采用生理学术语和概念［如抑制（inhibition）］。将对立面互相转化一类的辩证过程视为防御机制是不恰当的。

4. 涉及精神病（如精神病性歪曲、妄想性投射、精神病性否认）和促成健康或高尚行为品质发展的机制，本书不在此章讨论。

基于上述，本书讨论的防御机制主要有下述 8 种：

1. 压抑（suppression），与某些形式的遗忘在内涵上部分重叠。

2. 转移（displacement），常表现为象征化（symbolization）或替代性满足（vicarious gratification）。

3. 理智化（intellectualization），与合理化（rationalization）在概念上是内涵部分重叠的。常表现为似乎有理的怨天尤人；把一切归因于"疾病"也很常见。

4. 代偿（psychical compensation）。

5. 退行（regression），表现多种多样，如寻求注意，过分的依赖、轻信，社会性退缩，用幻想代替现实，好奇和情绪反应之幼稚化，以及心情极不稳定，等等。

6. 投射（projection），不包括表现为妄想、幻觉等一类精神病性症状的"投射"。

7. 理想化（idealization），常表现为完美主义（perfectionism），也可表现为对自己或别人的贬低。

8. 割裂（splitting），与孤立（isolation）、将内心世界分隔成互不相通的部分，即区隔化（compartmentalization）等概念是密切相联系的。

压　抑

压抑（suppression）这种防御机制是，把令人痛苦或困扰的问题（如欲望、情感、心理冲突等）逐出意识之外的心理过程。这种过程是意识的，即可以认知地觉察到的（maybe cognitively aware of），不论它在多大程度上是不随意的。打个浅显的比喻就更加容易明白：心脏的跳动是完全不随意的，我们不能用意志的努力直接使心跳加快、变慢或停止，但是，只要加以注意，我们完全可以认知地觉察到自己的心跳。

这里有必要谈一谈"阻抑（repression）"。

最初，西格蒙德·弗洛伊德（1894）认为，"阻抑"，作为一种过程，是完全"无意识的"，它从来就未曾是意识的，它本身也不可能转变成意识的；可能成为意识内容的，只是被阻抑的观念、情感等。对于这一经典的精神分析观点，就是西格蒙德·弗洛伊德的门徒也有人未能接受，因为完全无意识的过程却体现人的动机和目的，这在道理上是无法自圆其说的。

在 DSM-Ⅲ-R（1987）中，"阻抑"被定义为"一种机制，通过它，一个人不能记起或认知地觉察到令他困扰的愿望、情感、思想或经验"。W. W. Meissner 将"阻抑"定义为"把观念或情感逐出并保持在意识的觉察之外"（见美国《精神病学综合教科书》第 3 版）。

很显然，近十多年来，美国精神病学界已经在尽量避免使用"无意识的"这个有争议的术语了。如果我们想到，在 20 世纪 20 至 50 年代，精神分析理论在美国有着极大的势力，美国的精神分析家比任何一个国家都要多得多，那么，我们就不难看到理论方向的这一巨大转变。

文献中压抑和"阻抑"之经验的区别在于，前者可以回想起来，后者却回想不起来。这种区分是相对的。

坎贝尔（R. J. Campbell）在他编辑的英文版《精神病学词典》（第 6 版，1989）中写道：“压抑和阻抑之间可能并没有截然的分界线。”（p.709）这本词典对“阻抑”的定义是：“将意识所不能接受的观念或冲动抛出、放逐并保持在意识以外之主动的过程。”（p.631）

本书作者认为，西格蒙德·弗洛伊德的所谓阻抑只不过是压抑之一种极端的情况，并且在所谓阻抑过程中，无法排除反射性和条件反射性抑制（inhibition，本书视此为一生理学概念）的作用。*

在日常心理活动中，压抑是常常在起作用的。当我们对自己说，“这事先不管它，明天再说吧”，就可能有压抑在起作用。当我们转移注意于另一件似乎更重要的事，实际上是为了摆脱一件令人烦恼的事，压抑肯定在起作用。有时，我们迫使自己相信古人说的“吉人天相”，或者把注意集中于从坏事中寻找好的方面，也是在使用压抑这种防御机制。因为这样一来，不快感便减轻了，令人困扰的心理活动至少暂时被逐出意识之外。即使有意去参加娱乐活动以摆脱不快体验的纠缠［这通常叫作应对（coping）］，如果没有对内心苦恼的压抑，恐怕什么娱乐也会玩不下去的，至少玩起来会索然无味。甚至用最简单的办法推迟行动，使自己不致太鲁莽和欠冷静，例如，“从 1 数到 10，然后再行动”，这也是在使用压抑。

最浅层的压抑，只不过是把令人困扰的问题之思考、做决定和采取行动暂时推迟一下罢了。过不了多久，那些烦人的问题还会在意识里重现，再一次引起当事人的注意。

深层的压抑可以导致相当长时间的忘却，甚至达到症状性遗忘的程度。

从幼年开始一直持续着的压抑通常构成一个人的行为模式或性格之基础的一部分，例如，当事人完全不能认知地觉察到他的某种心理冲突的根源，而在旁观

---

* 请参看拙作《弗洛伊德无意识概念的分析和重建》，载于《上海精神医学》，1992，新 4 卷，第 2 期，第 121 页。

者看来却是昭然若揭的。

安娜·弗洛伊德（1936）认为，"阻抑"在所有防御机制中占有独特的地位，相对于所有其他防御机制，它所完成的任务更多。对自我起限制作用的，以"阻抑"为最，因为"阻抑"把精神生活的全部轨迹都从自我逐出。也许，其他防御机制只不过做些"阻抑"留下来的未竟之业，或者，当"阻抑"失败，观念又回到意识，其他防御机制才发挥它们的作用。

如前述，本书把"阻抑"看作压抑之一种极端的形式。因此，把安娜·弗洛伊德上面这段话中的"阻抑"改成压抑，是同样说得通的。不仅如此，我们从这里可以体会到压抑在神经症发病原理中的极端重要性。

过分的压抑导致心理冲突的尖锐化和持久化，造成严重的精神痛苦和社会适应不良。因此，可以说，没有过分的压抑，就不会有神经症性心理冲突。

过分的压抑具有自我否定的性质，故更确切地说，自我否定性压抑是神经症性的。

所谓自我否定性压抑，就是企图把自认为可耻的、邪恶的或至少是不应该的情欲从根本上消灭掉。也可以说，当事人为了从根本上消除某种情欲，便不得不"上纲上线"，将那种情欲扣上可怕的帽子。例如，正值性欲旺盛的青少年未婚者，往往用手淫满足性欲，这本是毫不奇怪的，既谈不上邪恶，也无损于健康。但是，却有少数人用过分的压抑来对待自己的性欲和手淫，简直把"万恶淫为首"奉为至理，这就势必导致尖锐的心理冲突：冲突的一方要满足性欲，冲突的另一方却坚决斥之为邪恶，极力压抑性欲。性欲是每一个健康人人性之不可缺少的组成部分，抹杀性欲便等于把自我给否定了。实际上，这种人一旦陷入此种冲突之中，就再也找不到可以自我肯定的充足理由了。

自我否定性压抑源于害怕惩罚或丢脸，因而跟违禁性罪感或个人耻感密切相联系，而归根到底往往是由于父母教养不良和亲子关系的困扰。

从小在良好的教养条件和互相理解、尊重的亲子关系下生活的人，也会形成一种与自我否定性压抑根本不同的压抑，可以称之为适应性压抑或成长性压抑。

当事人对自己的欲望和需要的态度是认为它们合情合理，只不过在一定的时间地点下不让它们立即得到满足（推迟满足也就是压抑），或者，需考虑通过什么样的途径或方式使它们得到满足。这种压抑只是一种手段，目的是既满足个人需要又符合社会规范，甚至是为了高层次需要的满足和个人潜力的发挥。

人人都有情有欲，企图消灭情欲是反人性的。情感的表达和欲望的满足是人的一种权利。尊重自己权利的父母倾向于将心比心，因而也会尊重子女的权利。这也是良好亲子关系的表现。

一旦对情欲取否定的评价和抹杀的态度，压抑就会趋于过分，而过分压抑必然导致情欲反抗的加强，这就会导致神经症性心理冲突。不仅如此，过分的压抑使我们对自己的情欲缺乏了解。对自己缺乏了解，当然找不到满足需要的途径。再者，被压抑的情欲总是要寻找出路和表现它们自己的。既然不让它们通过正常的途径和方式表现和满足，它们就要借助于其他防御机制以扭曲和病态的方式表现出来，心理冲突的变形（表现为精神症状）便出笼了。

适应性压抑只是推迟情欲的表现和满足，它并不企图消灭情欲，而是肯定它们之合情合理的存在，也就不致引起它们强烈的反抗。由于压抑不过分，各种情欲不时在意识里出现，健康人视此为人性的自然显现，对它们采取接受和宽容的态度，也就对人性的弱点有了自知之明。这也就是自我接受。与此相反，自我否定性压抑或过分的压抑，意味着不接受自己，同时也很难接受和宽容别人。

自我否定性压抑本身是不健康的，它倾向于导致紧张、焦虑、自卑、心理功能下降、社会适应不良，以及伴发各种生理功能障碍。同时，自我否定性压抑造成心理冲突尖锐化的痛苦，往往需要调动其他防御机制以缓解痛苦。因此，过分压抑往往是走向神经症的第一步。

转　移

将情感或行动倾向从原来激起它们的人或事物重新指向另外的较少情欲联系的对象（人或事物），叫作转移。通常，将情欲转变为行动，并直接指向激起反应的对象，例如，喜欢一位美丽的已婚少妇，那是要冒巨大风险的，当事人容易体验到自责、耻感、恐惧等痛苦，而一旦转移了对象，威胁就解除了，精神痛苦也就趋于缓解。显然，这里包含着对原来情欲的压抑。

由于所转移的新对象给人的情欲以较不充分的满足，而所压抑的情欲并未消失而蠢蠢欲动，以致当事人只能反复地转移。通俗地说，一次满足不充分，再重复一次；重复一次仍不满足，又再来一次，终于使原来的情欲几乎完全固定在新对象上，连当事人自己也感到这种情况"不正常"，却"控制不住"了。

病人女性，36 岁，已婚，某机关党委办公室秘书。主诉近两周来总担心重要文件没有收进保险柜里，反复打开检查，检查后锁了仍不放心，又打开检查，如此反复不已。既妨碍了工作的有效进行，内心也很痛苦。病人从某医生处得知这是强迫症，前来要求治疗。

自述起病经过如下：病人在一个月前听了动员报告，报告号召广大党员跟不正之风做斗争。病人知道，她的顶头上司党委书记有不正之风，所以想检举。这位病人入党已十年以上，工作一直十分认真负责，几乎是一丝不苟。因此，她想检举的动机是强烈的。但是，她又害怕打击报复。打击检举者的事例，报纸上时有报道，有些检举者的遭遇是悲惨的。她愈想愈害怕，尤其害怕连累丈夫和孩子跟她一起受苦。作为一位正直的党员，她也清楚地知道，怕打击报复而不检举，这是把个人和小家庭的利益放在党的利益之上，这种思想是不对的。一连两星期，她寝食不安，检举还是不检举斗争十分激烈，使她精神异常痛苦。病人认识到，这件事使她受刺激太深，是她患病的原因。但这样的理解对她的病丝毫无补。

几次晤谈后，病人回忆起，在发病的前一两天，她想检举的决心愈来愈强烈。因为她想，如果她不检举，这一辈子良心上也不会得到平静。

起病的那天中午，她把文件收进保险柜准备去食堂吃午饭，走到门边回头一看，发现办公桌上还留有一份文件。病人顿时极为紧张、恐惧，赶快将这份文件也放进了保险柜。然而，病人不放心，又打开保险柜检查，如此反复，强迫症状便开始了。

治疗者通过与病人交谈，得知那份留在桌上的文件并非保密文件，是不必锁进保险柜的。因此，治疗者推断，见了那份文件引起的恐惧不安情绪是转移来的，这一点得帮助病人领悟。

进一步的交谈终于发现，在起病前一两天，随着想检举之心日益高涨，她害怕打击报复的恐惧也与日俱增。起病前的那个夜晚，病人完全失眠，心情紧张恐惧，联想很多，想到检举后遭打击报复所引起的各种可能的悲惨后果。因此，起病的那天上午，病人处于一种强烈恐惧不安的心情之中。

这时，治疗者的启发终于使病人领悟到，见到桌上那份无须保密的文件所产生的恐惧、紧张、不安，乃是害怕打击报复的恐惧之转移。

在第一次门诊时，病人说，她现在已经解决了检举不检举的问题。治疗者问她是如何解决的，病人说不清楚，而只是说，现在主要是强迫症的治疗问题，这个病不治好，其他一切都谈不上。事实上，近两周来她已经完全不想什么检举不检举的事了，似乎检举不检举并不是一件什么了不起的事。可见，检举和不检举这两种想法激起的冲突情感，已经完全转移到强迫症上面去了：文件已经锁在柜里了，文件并没有锁进柜子里去——这两种相反的观念带有从检举不检举转移过来的几乎全部强烈情感，因而使强迫症状加剧，检举一事却悄然隐到幕后了。

病人一旦通过自己的切身体验（结合事件的具体进程）领悟到，强迫症所包含的心理冲突乃是检举不检举这一现实的心理冲突的变形（通过转移这一防御机制），强迫症状便开始减轻，而检举不检举的心理冲突重又显现于病人的意识。通过心理治疗交谈，病人逐渐认识到，世界上并没有什么万全之策，有所得时必有所失，"祸兮福之所倚，福兮祸之所伏"。不仅强迫症走向缓解，病人对自己性格中的完美主义也有了一定的领悟，心理冲突也就不那么尖锐，不那么难以忍受了。

不仅强迫症可以用转移来理解，很多恐惧症也可以是转移的结果。

由于转移所指向的新对象起着替代或象征原来激起情欲的人或事物的作用，所以，有时也叫作替代性满足（vicarious gratification），或叫作象征化（symbolization）。

据 G. W. Allport（1958，转引自 Meissner，1978）的说法，偏恶（prejudice）就是"建立在错误且不易改变的概括之基础上的憎恶"。这里，原来的憎恶不仅有转移，并且普遍化了（generalized），即，凡具有与原来憎恶的人或物某些相同或相似之点的人或物，一概憎恶之。偏恶本身并不构成一种精神科疾病，但它显然是不健康的，往往妨碍良好人际关系的发展。

与偏恶类似，在偏好（preference）的形成中，转移和普遍化也起着作用。除了某些特殊的偏好（如性偏好障碍、异食症）外，偏好并不妨碍人际交往和心理功能，不是病态的。

如果转移的对象使人得到较高层次的精神满足，行为得到他人或社会的赞扬，例如，将情欲转移到文学艺术的创作上，转移到对科学真理的追求上，转移到社会福利和慈善事业上，就叫作升华。安娜·弗洛伊德（1936）的术语系统便是如此。

理智化

过分使用抽象思维，或者，以普遍化或概括化的形式处理个人情感上的苦恼或心理冲突，以掩盖个人生活中所感受到的不快，这种防御机制叫作理智化。

经常和习惯于使用理智化这种防御机制的人往往有其人格的特殊之处，他们的父母亲大多是缺少温情而喜欢讲道理且要求严格的人。

少年期，知识和思维能力获得了迅速的发展。如果他们偶尔发出"人活在世上究竟有什么意义"一类的感慨，却仍然保留着对学习、娱乐和日常生活的兴趣和恰当的处理能力，不能视为病态。如果青春期性的骚动使他们焦虑不安，使他们过分沉溺于用形式的、空洞的、抽象的术语（其实他们对这些术语缺乏足够深入的理解）对个人模糊的本能冲动进行思考，用得越久，陷入愈深，而本能冲动所伴随的不安愈是不大被觉察到；同时，对学习、娱乐和日常人际交往则越来越不感兴趣，则应该求助于心理治疗或咨询。

理智化的一种表现是专注于思考"人事"的因果关系，几乎完全忽视人的动机和目的。这是神经症病人在与医生交谈时最常见的一种表现。病人反复询问下述问题：他的病究竟是一种什么性质的病？诊断是什么？有没有可能是现在医学还不清楚的某种罕见的怪病？原因是什么？如何才能消除病因而根治他的病？大脑或其他器官有没有尚未查明的器质性病变？也许病变在分子或原子结构里，以致现有的仪器无法查出？这种药的药理作用是什么？有什么副作用？等等。同时，病人拒不谈他的心理。

把个人的一切不幸和痛苦完全归于客观原因，避免反观和体验自己的内心活动，从而冲淡内疚和耻感的痛苦，这里也有理智化在起作用。当然，避开精神上的苦恼不谈，完全归因于身体（包括大脑）的疾病，对病本身忧虑重重，有过多不必要的担心害怕，转移这种防御机制也起着作用。

强迫症病人用抽象思维掩盖其心理冲突，是理智化的一种常见情况。G. E. Vaillant（1992）认为，这也可以说是一种心理内在的转移（intrapsychic displacement）。当然，要将观念与情感脱节，压抑是不可少的机制。

合理化与理智化有某些近似之处，但并不相同，由于两者之间有过渡形式，故合并在一起讨论。

合理化这种防御机制远比理智化更为常见。也许，很少有人是从来不使用合理化这种防御的。合理化指为自己所不能接受的观念和情欲找一种合理的解释。合理化所采用的"理"，属于常理或人之常情，往往带有明显实用主义或功利主义的色彩。例如，"谁不要名利？""哪有猫不吃鲜鱼的？""中国有几个雷锋？"合理化的特点在于只要自己觉得合理就行，不像理智化那样具有"打破砂锅问到底"的穷究性，也不企图完全掩盖或抹杀某种情欲。

过分使用合理化的人，很可能会在人际交往中发生困难，因为明明他没有理却还要强词夺理，使别人很难跟他亲近或和睦相处。

代　偿

代偿，作为一种防御机制，不见于西格蒙德·弗洛伊德和安娜·弗洛伊德的著作，也不见于瓦利恩特（1992）专著中所提到的诸家开列的防御机制清单之中。

在阿德勒关于自卑情结的卓越论述中，代偿是一个重要而不可少的概念，它是把常见的追求优越感（在我们的口语中，叫作争强好胜）与自卑感联结起来的中介环节。因此，本书作者认为，把代偿视为一种防御机制是有正当理由的。

代偿是力图超过别人以掩盖自卑之痛苦的防御机制，这是狭义的代偿。

关于自卑感和优越感的冲突，已在第二章中讨论过，此处不赘述。

代偿可以是自觉的和建设性的，其效应是使人能更好地适应社会，更有效地发挥个人的潜力。这通常表现在智力和才能方面，但在成功的代偿中，意志品质也得到了锻炼，后者在心理卫生上较之才智更为重要。

其实，代偿并不限于自卑——自尊的需要未能得到满足。马斯洛所说的三种基本需要未能得到满足都会导致过分代偿。有不安全感的人过分追求安全，不惜牺牲经济和效率。爱与归属感未得到满足的人之过分代偿，表现为所谓被爱的渴求。这种人总觉得爱人或配偶对自己爱得不够，也很容易产生强烈的嫉妒。

防御，为了减轻痛苦和缓解心理冲突而作的防御，毕竟是消极的，也就倾向于过分。只有逐渐深入地理解自我，用发展人际关系的积极行动去满足需要，同时发挥个人的潜力，才是积极的心理卫生之道。显然，关键性的一环是去压抑（de-suppression）。要去掉过分的压抑，就必须改变对自我的态度，从自我否定转变为自我肯定，即自尊之确立。正如一位著名的语言学家所言，不知道任何一种外语的人也不可能真正了解自己的母语。少年人在遇到心理困难时倾向于自我封闭起来独自冥思苦想以求出路，这种情况如果持续下去，心理冲突的有效处理会愈来愈困难，自我扭曲会愈来愈甚。人的社会性决定了个人只有在人际相互作用过程中才能保持和增进心理卫生。理解自己和理解别人是不可分割的，强调"用发展人际关系的积极行动"来对付心理冲突，道理在此。

退　行

退回到心理发育的较早阶段之生活态度、人际关系模式等，以回避现阶段所面临的心理困境，叫作退行。常表现为采用早已放弃了的发育之先前阶段的行为和反应模式。

退行可以是适应性的。例如，内外科的急重病人一切依赖医生护士，放弃个人的独立自主性，反而便于医疗护理的进行。但是，到了缓解期，尤其是康复期，病人的依赖性便成为阻碍他们走向健康的适应不良的心理了。对于精神障碍患者来说，依赖心理总是不利的，因为心理治疗要求病人发挥主动性。

除了歇斯底里以外，大多数神经症病人即使有某些退行的表现（依赖除外），也往往不突出，不占主要地位。

神经症病人依赖心理治疗者，再加上移情，是心理治疗者必须认真细致处理的重要问题。

少年儿童患身体疾病时容易出现退行的各种表现，这是父母和儿科医生必须重视的心理问题。如果父母原来就倾向于过分保护，孩子患病时更加容易过分迁就。有时，孩子身体病好了，心理问题却明显起来，有些孩子甚至出现精神障碍，或者，人格的健康发展严重受害，留下长期难以解决的困难。

年轻的精神分裂症病人在急性精神病性症状缓解后，不少出现退行的各种表现。这是疾病过程的一部分，还是主要地由心理社会因素所造成，似乎难说。但是，不管理论上怎么说明，缓解期的心理治疗必须加强，心理治疗者也应该帮助病人的父母妥善地处理病人的各种幼稚化的表现，而不能听之任之，更不应该一味迁就病人。

投 射

把本人不愿承认的情感、意图和观点等错误地归于别人，这种防御机制叫作投射。

很多西方精神病学家把妄想视为投射的结果。本书作者不同意这种观点。真性妄想的特点之一，是它的个人独特性（idiosyncratic）和不可理解性（incomprehensible or not understandable），而所有防御机制都是有助于理解人心理的理论构想。

投射可以看作是跟反映（reflection）正好相反的过程。客观世界通过感官在我们大脑形成知觉、表象、观念、情感等的过程叫作反映。但人的心理跟镜子和照相机不同，它不仅能反映客观存在，它还把情感、观点和价值观投射到客观事物上。我们在心情愉快时，觉得花在含笑，鸟也在欢唱，而心情忧郁时，天空显得灰暗，一切了无生气，连流水也在呜咽。这就是投射的例子。这样理解的广义的投射，当然不限于防御机制这一狭义的概念。

健康的投射具有下述两个特点之一：（1）当事人知道（尤其是当他冷静下来的时候），我们总是带着一定的情感和价值观去看世界，使世界染上了主观的色彩。例如，我们知道，花既不会含笑，也不会发愁，只不过是看花人的心情不同罢了。（2）投射具有建设性，甚至创造性，例如，它创造了美，增添了生活的情趣，或者，它促进了人际关系的发展。

反之，如果当事人不知道或不承认自己在投射，认为客观世界就是主观上所渲染的那样；并且，投射不但不创造任何社会价值，还妨碍或破坏了人际关系，这样的投射便是不健康的，甚至是病态的。

自卑是自己看不起自己，但自卑的人很容易认为别人看不起他，而他却举不出任何证据，这种"认为别人看不起他"便是自卑的投射。爱说别人自高自大而本人骨子里却自大得严重，经常骂周围人自私自利的人恰好本人很自私，这样的例子常见。

把自认不好的观念和态度硬栽在别人头上，是投射最常见的形式，可以称之为推诿（即诿过于人的意思）。推诿愈甚，自知之明愈是缺乏，而缺乏自知之明又使推诿更进一步，这样一来，病态可能日趋严重。

恐惧症病人都承认别人或事物并不值得害怕，认识到害怕是没有道理的，可事到临头仍然十分恐惧。通常，这是一种投射，是对自己的恐惧之投射。那么，对自己的恐惧又是从哪里来的呢？一句话，源于对自己情欲的过分压抑。过分压抑引起情欲反抗地增强，这使病人感到，情欲似乎就要挣脱控制而变成为非礼的或违法的行为，这自然使人内心产生强烈的恐惧。这种内在的恐惧是无法躲避的。一旦投射出去，使客观的别人或物件或处境成为可怕的，便比较容易应付了，因为外在的可怕的人或物可以采取回避行动来处理。因此，恐惧症病人通常有病态的回避行为。

在《三国演义》中，曹操行刺董卓未成被陈宫捕获后说的那一番话是多么的义正词严。可见，曹操是不愿意承认自己是奸臣和有叛逆之心的。正因为如此，曹操对他的下属猜疑心极重。这种猜疑正是曹操本人不忠之心的投射。

具有偏执人格特质的人最常采用的防御机制便是投射。这种人警惕性很高，过分挑别人的错，对来自别人的批评特别敏感。

信任和亲密是最困扰偏执者的两件事。因此，礼貌、诚实和尊重是与偏执者相处最关紧要的规则。如果心理治疗者说话偶尔有错，应该立即真诚地表示歉意，而绝不可文过饰非。

要记住，即使是病态的投射，其中也往往包含着点滴的真理。

黑文斯（L. Havens，1985）所提出的所谓"反投射"（counterprojection），是一种很有用的技术。治疗者承认病人的投射有一定的道理，对病人缺乏充分根据的过分猜疑绝不跟他争辩，而是表示对病人理智之信任。当然，这并非要治疗者同意病人的投射是已证明了的事实，而是用"看来情况像是如你所说""这当然是可能的"这样的措辞。病人早已觉察到，他的猜疑很重，连对他的亲人也抱不信任的态度，这就给治疗者提供了可供利用的条件。治疗者用同情的态度与病人商量，告诉病人，在全部事实还没有真相大白之前，说话和行动需要慎重，以免授人以柄。这种富于同情和共同商讨对策的做法，是病人能够接受的。病人能够体会到，治疗者的建议是从他的利益出发的，因为感情用事，大吵大闹，不但无助于问题的解决，反而使反对他的人认为他有"精神病"更加显得有理。只要治疗者能促使偏执者在言语行动上趋于理智而不出轨，治疗便取得了一定的进展，而事实上，人际冲突也会有一定程度的缓和。

对于猜疑心重的病人，要尽量避免直接提问，如不要问"你今年多少岁？"病人对别人刺探个人私事容易反感，往往不作回答。病人的内心反应是："问这样的问题用心何在？"如果治疗者试作推断："我估计你今年30多岁。"病人很可能立即反驳："不，我今年已经整40岁了。"

显然，只有深入理解投射机制的各种心理表现，才能与偏执者进行逐渐深入的交谈，从而有效地帮助病人妥善地处理各种问题。

理想化

赋予自己或别人过分夸大了的优良品质，以处理心理冲突，这种防御机制，叫作理想化。

正在结交异性朋友的年轻人，当看到对方有自己所欣赏和看重的好的方面的同时，也发现对方有不少缺点或毛病，这就容易引起心理冲突：继续发展下去呢，还是到此为止呢？处理这种心理冲突的常见防御机制是，极力将对方美化，以致缺点成为无关紧要甚至等于不存在，这样，刚刚萌芽的爱情便迅速向深度发展。所谓情人眼里出西施，便是理想化这一机制的生动写照。

人到了青春期，道德观念往往急速发展，甚至脱离实际地膨胀起来，这就是理想化在起作用的表现。老师谈到节约，孩子便走向禁欲主义；老师谈到学英雄，孩子便不顾一切地力行利他主义。儿童少年也往往倾向于将老师、"三好"同学、社会上宣扬的模范人物理想化，给他们头上戴上耀眼的光环。在青少年的心目中，书上所描述的历史人物成了毫无缺点的完美人物，甚至是不食人间烟火的神圣。这是由于，对于光明和黑暗并存的世界，儿童少年很难分清主次，理想化遂成为处理心理冲突的常见机制。

一位女孩子写信给安娜·弗洛伊德说：我与他约会时应该如何表现呢？请你告诉我。严肃还是活泼？表现聪明伶俐，还是故意装傻？哪种表现更能使他喜欢我？见面时老是谈论关于他的事，还是一个劲儿谈论我自己，哪一种表现更好？安娜·弗洛伊德未做书面答复而约女孩面谈。晤谈时，安娜·弗洛伊德告诉她，在见面前制订计划也许根本没有必要，与男友见面时，最好是把自己自然地流露出来，本来是个什么样的人，就表现出什么样。那女孩听了，立即断言"那不行"，接着便对安娜·弗洛伊德发表长篇的议论，论证和说明使自己适合别人的爱好和期望之必要性。她认为，只有那样，"才能保证达到他爱我，而要是他不爱我，我就无法再活下去了"。安娜·弗洛伊德认为，这是理想化的典型表现，既把男友理想化了，也力图将自己理想化。（A. Freud，1936）

理想化的表现之一是，把感官享乐视为邪恶，这种禁欲主义蕴含的道德观常能使克制自己的人感到高人一等。当然，优越感的满足并不能使人在道德上真正高尚起来。

物极必反。理想化防御一旦失败，有可能导致对自己或别人的过分贬低。

割　裂

把自我割裂成好的和坏的两部分而不能整合起来，作为一种防御过程，是西格蒙德·弗洛伊德到了他生命的末期才认识的。

显然，这是一种不成熟的防御。儿童不是把自己或别人看作完全好的，就是看作完全坏的，而不论哪一种极端的看法都不持久，以致常常在两极之间变来变去。刚才还既生气又伤心地说着"坏爸爸，坏爸爸"，可爸爸一哄他，亲热地抚慰他，眼泪还没有干，同一个人立即变成了"好爸爸"，甚至骄傲地说："我的爸爸可好啦！"

儿童看电视或电影时最常提出的问题便是：这个人是好人还是坏人？由于缺乏整合能力，儿童只能将世界在他们心目中的图像尽量简单化，待人接物和处理事物惯于使用"非黑即白"的断语。在绘画写字时，有一点得意之处便把整个作品捧之为完美，而一旦发觉有"败笔"就恨不得把它撕掉从头再来。由于孩子的情感易因偶然的事件而大变，对自己或对别人的评价从一极转变到另一极常常是不可预测的。

有时，孩子们也感到左右为难，不知如何是好，这是由于他们正在体验着两价性情感和意向（ambivalence），这是孩子们需要指导和帮助的重要时刻。成年人前后一贯的态度和父母亲态度的一致有助于孩子渡过难关。要不然，孤立（isolation）这一防御机制就会发展起来。西格蒙德·弗洛伊德将孤立视为"阻抑"之"显著对立面"，这意思是说，"阻抑"是把观念逐出意识而把情感保留在可觉察到和体验到的范围内，孤立则是把情感逐出意识的领域，观念却保留在意识之中。有人视孤立为把情感跟观念内容分离开，使前者隐去。

西格蒙德·弗洛伊德认为，孤立这一防御机制对于强迫症来说是独特的（peculiar）（1926）。但不少分析家并不以为然。有些人在经历一次精神创伤后能够回忆事件的经过，甚至包括认知上的许多细节，但事件发生当时的情感体验却怎么也说不出来，充其量只是说"完全蒙了""吓呆了""吓傻了"之类。这种经验不少人有过，显然与强迫症无关，对受伤的心灵却显然起了保护作用。

诚然，在强迫症中，孤立的表现突出而持久，确实典型而特殊。病人的意识成为各种观念角逐的舞台，任何一个判断正着说和反过来说对于病人都同样站得住脚。如果 A 和 B 两个不同的观念对于病人来说不涉及任何情感，毫无利害关系或价值等于零，那么，A=B 和 A ≠ B 这两个互相矛盾的判断对于病人便都言之成理了。病人没完没了地纠缠于形式逻辑之纷争与困惑之中，也就势所必然。其根源，我以为在于手段与目的二者不能互相转化。这个问题将在第五章中讨论。

回顾与展望

过去，现象学的精神病理学和精神分析的精神病理学似乎水火不相容。在 20 世纪的前半世纪里，美国精神病学界普遍认为现象学的描述是没有生气的，精神分析理论则占据着压倒的优势。1980 年 DSM-Ⅲ 的出版可以看作美国精神病学发生巨大转变的一个鲜明标志。精神分析理论在 DSM-Ⅲ 里几乎消失不见，而描述症状学成为诊断和分类的主要基础或根据。

但是，事情并非到此止步。

几乎与 DSM-Ⅲ 的出版同时，对防御机制的研究也采用了问卷和量表的方法，并且发展迅速。

1980 年，T. B. Karasu 和 A. E. Skodol 建议在 DSM-Ⅲ 多轴诊断系统的 5 个轴之外，再增加一个第 6 轴：心理动力学评估（axis vi: psychodynamic evaluation）。1987 年出版的 DSM-Ⅲ-R 虽然并未采纳这个建议，但在"附录"中却增加了"防御机制词汇表（glossary of defense mechanisms）"，而在 DSM-Ⅳ（1994）中，防御机制则成了"供进一步研究的建议诸轴（proposed axes for further study）"之一了（pp.751～757）。但 DSM-5 已经不提此事。

对防御机制进行经验的评估，迄今已有多种方案。举一个例子，A. M. Jacobson 等 6 人制订了详细的评估手册，每一种防御机制都按 5 级评分，共收录 12 种防御机制。以投射为例：

评分 1：几乎没有投射之任何证据。

评分 2：有投射之很少几个例子。

评分 3：受检者把自己的思想情感错误地感知为来源于别人，但承认这些思想情感是自己所有的。

评分 4：受检者常常把自己不承认的愿望、思想和情感错误地感知为别人的，结果导致明显的社交焦虑、防卫性、过分警觉和对人不信任。

评分 5：受检者实际上把自己所不能接受的一切思想、情感和冲动都感知为源于别人。经常出现猜疑或夸大性质的明显的歪曲。

评分 X：无法评估。

这些评估工具（包括问卷、量表等）的设计和应用对心理治疗者是有帮助或启发的，即使心理治疗者本人并不采用这些工具。

看来，在精神病理学的临床实践中，现象学和精神分析有合流的趋势。在未来的理论整合中，经典分析中的合理部分将被加以吸收利用，而所谓超验心理学的概念很可能被抛弃。

第四章　行为研究

惩　罚

一、概述

斯金纳（B. F. Skinner）的操作条件反射实验说明，一个行为的后果或效应决定着该行为此后出现的概率。这样，个体在特定环境下便形成一定的行为模式。这种行为模式不是生来就有的，而是在环境作用下发展起来的。

斯金纳虽然没有建立特殊的精神病理学模型，但是，他强调惩罚在病态行为发生上的重要性，这对于治疗者理解病人和进行心理治疗很有价值。

二、惩罚的效应

惩罚是社会代理人为了控制人们的行为最常采用的方法。从惩罚者的角度看，这道理很明显，因为惩罚对于减少他们所不喜欢的行为来说有立竿见影的效应，而这效应又强化了惩罚者的行为，也就是说，惩罚的即时效应使惩罚者满意，惩罚者便倾向于再次使用惩罚。遗憾的是，惩罚所引起的复杂效应，很多人并不清楚。惩罚不能消除人们的行为储备，而只是在惩罚及其相关刺激存在的场合使行为出现的概率下降。

惩罚的第一个效应是激起行为人的情绪反应（如恐惧、愤怒），而这种情绪跟受惩罚的行为（如进食、性行为）可以是不相容的。这可以说明食欲障碍、阳痿、性唤起困难或缺乏性快感等许多病例发病的根源。

惩罚的第二个效应是，事件过去以后，受过惩罚的行为本身可以引起跟行为不相容的情绪。有些病人一想起性行为就害怕，觉得不应该或可耻，可以从惩罚的第二个效应来理解。

惩罚的第三个效应是对结果的负强化。这就是说，逃避惩罚和回避条件化惩罚的行为被强化了。神经症性回避行为，归根到底来源于惩罚。

三、惩罚与驱力

多拉（J. Dollard）和米勒（E. Miller）的学说常被视为用行为主义的术语对精神分析理论的翻译。和力比多（libido）相对应，他们认为有一种推动行为的内在力量，叫作驱力（drive）。驱力减弱的过程也就是学习的过程。推动行为的驱力可以使个体趋向满足需要的客体（如求食行为、求偶行为），也可以是回避（如逃避危险、威胁和痛苦）。在学习过程中，个体可以产生获得性驱力。食物偏好是在减轻饥饿驱力的过程中学到的，特殊的恐惧则是在减轻痛苦的过程中学到的。

驱力是个体产生行为反应和学习的先决条件。但是，特定行为的实际发生取决于环境情况。在任何特定环境中，可有不同的行为反应。有些行为发生的可能性很大，有些行为发生的可能性很小。按不同行为发生的可能性大小可以将行为反应排成一有次序的结构，这有时取决于当时个体的生物学状态，有时则取决于过去的学习经验。得到奖赏（使需要满足）的行为反应在有序结构中的序位上升，没有得到奖赏的行为反应在有序结构中的序位下降。可见，诸行为之有序结构是可变的。

当两个或多个驱力不可调和时，便导致冲突。原发的驱力之间可以冲突，获得的驱力之间也可以冲突，冲突还可以发生在原发的和获得的驱力之间。就行为而言，可以有双趋冲突、趋避冲突以及双避冲突。

四、惩罚与心理障碍

对于神经症来说，下述两种冲突最重要也最常见：

1. 愤怒或攻击倾向与恐惧或回避逃遁倾向之间的冲突。孩子受惩罚是怒惧冲突的根源。如果孩子的怒是合理的，例如正当需要得不到满足，正当权益受到侵犯等，家长应该给孩子以肯定评价，并帮助孩子克服阻碍达到目标，或给予适当的补偿。如果孩子的怒是不合理的，最简单的办法是装着没有看见不予理睬，使怒无效而消退。也可以用转移目标的办法，这是一种积极的好办法，但要求父母做相当的努力。最坏的办法是惩罚，因为容易造成怒惧冲突，给神经症埋下祸根。发怒的能力是自我肯定评价所必需的。如果滥施惩罚，有可能使孩子逐渐丧失发怒的能力，长大后很可能成为一个退缩、怯懦、依赖性强、自卑而心情郁闷的人。

2. 需要与恐惧之间的冲突。儿童有强烈的好奇心，对新鲜事物特别敏感，喜好活动，如跑、跳、攀缘、登高等，这些对促进智力和体力（包括操作技巧）的发展是不可少的。孩子的这些需要表现为行为时如果经常受到惩罚，惩罚激起的恐惧便可能与需要构成冲突。为了避免惩罚，孩子只好压抑自己的需要，兴趣爱好便得不到发展，甚至变成落落寡欢和缺乏生活追求的人。很多神经症病人不清楚自己究竟需要什么，多的却是恐惧、担心和顾虑，往往与童年所受惩罚有关。

父母对子女实施惩罚，经常可以得到来自社会的广泛而有力的支持，这是我国传统文化中弱点（所谓天下无不是的父母）的表现。我们中间有很多人在正当权益甚至人身安全受到侵犯时，既不愤怒，也没有正当防卫行为，这是什么样的家庭教养培育出来的国民性呢？其实，所谓邪恶，就是肆意践踏别人的权益。对自己的合法权益尚且谈不上正当防卫，与邪恶做斗争的正义感和英雄行为又从哪里来呢？

　　毛然（O. H. Mowrer）的学说有时被称为两阶段学说。在第一阶段，无关或中性刺激（就无条件反射或本能而言）由于条件联系而引起焦虑，也就是说，无关刺激成了危险的信号。在第二阶段，回避反应由于它有减轻痛苦的即时效应而得到强化，所以它持续了下来，尽管回避的延迟效应是不利的。这个学说也叫作两因素学说，因为它强调一个行为可有两种不同的效应，即奖赏和惩罚。如果弱的奖赏先于强的惩罚被行为者所感受，适应不良的行为（神经症性行为）便可能持续存在下去，尽管总的说来惩罚多于奖赏。

　　和斯金纳一样，毛然也重视惩罚在病态行为发生中的作用。惩罚太多会妨碍行为者对信号的辨别，也就是说，行为者倾向于不分青红皂白把多种近似但实际不同的信号都看作危险的信号，这就妨碍行为者以不同方式处理问题之适应能力的发展。如果惩罚太重，行为者为了减轻痛苦，对危险性很小的信号也极力回避，行为模式主要是防御性的。有许多处境，只有亲身参与其中才有利于正常的成长，才能促进社会适应能力的提高和发展，病人却一律回避。难怪毛然说，神经症病人是这样的人，他"学会了如何不去学习（has learned how not to learn）"。这话十分精辟，它可以说明各式各样神经症性借口的来源。一位神经症病人完全清楚，他的最主要的毛病或弱点就是缺乏社交能力，跟人打交道时不知所措，不知说什么好。他也完全同意治疗者的观点，只有在社交实践中才能逐渐提高社交能力，但他却极力回避与人交往。他的借口很多："社交会妨碍学习"；"现在世风不正，我害怕会上当受骗，也担心会染上不良的习惯"；"我怕人家会看不起我，当众丢脸"；等等。这些似乎有理的"借口"表明，这位病人确实已经"学会了如何不去学习"。

　　儿童通过惩罚得知在父母心目中什么行为是坏的和应受惩罚的。为了免于下一次的惩罚，儿童不假思索或被迫地接受了父母的观点，禁忌意识便发展起来。极端的情况便是神经症，这种病人满脑袋都是禁忌，思考和行动总是"怕"字当头：怕挫折失败，怕犯错误，怕出洋相丢脸，等等。惩罚导致对情欲的压抑，但即使是过分的压抑也不可能消灭情欲。情欲的反抗和蠢蠢欲动，使病人产生模糊而深埋着的罪恶感，这就是第二章讨论过的违禁性罪感，也就是安吉尔（A. Angyal）所说的"病态的良心"，这是惩罚之最严重的恶果。

五、虐待

惩罚的极端情况叫作虐待。虐待儿童是指父母之一方或双方对孩子施以身体伤害或严重忽视孩子的温饱或有病不管等情况，也指并非父母但对孩子负有照顾生活之责任的人的上述情况。

医学界最早的正式报告发表于 1946 年美国放射学杂志上，报告人用放射线摄影确证孩子的肢体长骨有多发性骨折，而孩子送来检查是因为头部外伤（慢性硬膜下血肿）。最后终于真相大白，孩子的伤完全是父母造成的。1962 年，"挨打孩子综合征（battered child syndrome）"引起了广泛的注意。据英国学者格拉汉（P. Graham，1979）的流行学调查，18 岁以下的未成年人每 1000 人中每年有 3 人受着身体伤害的虐待，另外还有 7 人严重被忽视或遭受性虐待。又据鲍尔文等（J. A. Baldwin and J. E. Oliver）的随访调查，受严重虐待的孩子中有 10% 死亡，存活者中有 1/4 智力发育有障碍。国内情况虽然还没有确切的调查数据，但估计情况不容乐观。可以举报纸上的一篇报道作为例证，这就是 1992 年 11 月 21 日《羊城晚报》关于广州市小学教师惩罚学生的情况。据报道，学校教师的惩罚真是五花八门，如罚站、罚跪、罚蹲、罚跑、罚倒立、罚扫地……有个孩子上课多次讲话，教师干脆用不干胶纸给他的嘴贴上封条。体育教师罚跑一罚就是跑 50 圈（每圈 100 米）。这 5000 米的长跑，对于一个发育尚未健全的小学生也未免太苛刻了。有个男孩跑不到终点就累极倒下起不来了。更离谱的是，拧学生的耳朵，罚学生（不分男女）从教师的裤裆底下钻过去，甚至脱掉学生的裤子打屁股……

为人师表者尚且如此，我国大量教育文化水平不高的父母对待孩子的态度就可想而知。

据西方研究，经常惩罚子女甚至虐待子女的父母群有以下特点：过于年轻；有人格障碍；有精神科疾病；经济困难；过去有犯罪记录；婚姻不和或破裂；私生子；等。他们之中很多人有过不幸的童年，在童年受过虐待或从小就没有父母。值得注意的是，虐待儿童并不限于所谓下层社会。某些享有社会声誉、温文尔雅的绅士、贵妇人被揭发为子女虐待者，往往使人甚感意外。其实，在这里起作用的最重要的因素，是父母的人格或精神健康水平。若从父母和子女两方面来考察，则最重要的共同因素是，亲子之间未能建立亲密的感情联系（M. Rutter, 1981）。

就孩子本人的特点说，老是哭个不停是挨打的最常见的原因。婴儿有两种典型：一种典型是健康，长得好看，很少哭，常常微笑，总之，十分逗人喜爱，他们吸奶、大小便有规律，睡眠也安稳。另一种典型是所谓不好带的孩子，他们吸奶、大小便、睡眠等方面的问题多，健康问题多，情绪问题也多，年龄稍大往往变得倔强而怪僻，或者特别多动。按理说，不大健康的孩子需要更多的爱。遗憾的是，事实却往往刚好相反：孩子愈不健康，教养愈是不良，亲子之间的相互作用形成恶性循环，少数孩子长大后走上犯罪的道路。这究竟是谁的过错？孩子从小到大的历史留给人们的，常常是一堆疑问和深深的遗憾。

过分保护

一、过分保护的表现

父母对子女的过分保护，主要包括互相联系的两个方面：一方面是包办代替，另一方面是过分的控制（限制自由）。

（一）包办代替

这方面的动物实验性研究看来很难设计，所以即使是在大厚本的动物行为实验的综述性专著里也没有见到过。

梅尔札克（R. Melzack，1957）将一种苏格兰猎犬（活泼，跑得快而且凶猛）从生下来起就单个地完全孤立地放在笼子里饲养，剥夺了来自环境的一切正常刺激，甚至连身体的撞击、敲打和摩擦等都没有。这种狗成熟后对有害刺激的反应令人惊异。用点燃的火柴去接近狗的鼻子，狗反射性地后退，但接着很快又用鼻子来"嗅"点燃的火柴，如此反复甚至达三次之多。用针扎狗的肢体，狗几乎没有痛觉的行为反应。当针刺透皮肤时，狗照例的反应是趋向针而不是逃避，也看不出什么情绪反应。在正常环境下生长的同窝的狗却大不相同，它们对有害刺激的即将到来反应迅速，实验者几乎无法用针或点燃的火柴去接近它们。

这种实验虽然是有关痛觉的研究，它证实个体对引起痛觉的刺激的反应在很大程度上取决于过去的经验。但是，这种实验对我们理解过分保护的害处也有启发。过分保护使人缺乏很多至关重要的亲身经验，使长大后适应社会发生困难。

尝试与错误（trial and error）是学习的一种基本形式。它比条件反射更基本，因为没有神经系统的单细胞动物也有这种学习行为。可是，很多人忽视了这种学习的重要性。幼童相当部分行为中的错误通常只是达不到目标，却并无危害。如果不加限制，也不包办代替，幼童将继续实践，通过尝试与错误，使行为日臻有效。如果加以限制或制止，尤其是给予惩罚，幼童将不再尝试，这就阻碍了适应性行为的发展。神经症病人的行为储备往往是很有限的，例如不会社交，至少，不善于用不同的方式去与不同的人交往。这使人有理由推断，他们在儿童少年期受的限制太多，有太多的包办代替，被剥夺了在实践中发展行为储备的可能性。

包办代替指父母完全代替孩子做许多他们力所能及的事，同时也不注意培养孩子独立生活的能力和技巧，反而培养孩子的依赖心理。孩子已经能够自己吃饭了，父母却要喂他们吃；孩子已经上小学了，父母仍替他们穿衣服；如此等等。

父母似乎总是怕孩子做不好，不忍心让孩子面对困难和经受挫折，或者怕耽误时间。从表面上和眼前看，包办代替似乎对孩子有好处，并且也节省了父母等候的时间，但从长远看，对孩子却非常不利，因为剥夺了孩子实践的机会，使孩子得不到锻炼，也就阻碍了孩子的成长。

（二）过分控制

过分控制指父母对子女实行直接的和尽可能完全的（"全天候的"）控制。孩子的活动被限制在卧室和起居室内，或限于母亲的身边，充其量不超过母亲视力之所及。孩子想到户外游戏或到邻居家找同龄人玩耍，总是不被允许。这样，来自家庭以外的一切影响都被切断。即使外出，父母总是牵着孩子，绝不撒手。不让孩子跟其他孩子接触和游戏，唯恐孩子受人欺侮和受到不良影响。有些母亲甚至禁止父亲管孩子，似乎只有把孩子完全置于个人控制之下她才满意。这种母亲对孩子是绝对权威，强调孩子要听话、要服从，用各种清规戒律约束孩子，干预孩子的个人意志，防止和制止孩子的独立行动。父母对孩子频繁地发布指示和禁令，如不许淘气，不许闹，不许跑，不许跳，坐着不许动，手不许这儿摸那儿摸，身体要坐直……没完没了的指责和纠正。

过分保护的母亲倾向于将孩子幼稚化，即将孩子看成比实际年龄要小得多。这种母亲跟孩子的身体接触过多。已经好几岁了，还经常长时间搂抱在怀里，像婴儿一样。幼稚化的另一表现是，跟孩子说话喜欢用儿语，有些话几乎只有母子两个人懂。"小宝贝""我的乖孩子"等话不离口，甚至已经成年了，称呼仍用乳名。

二、过分保护的不利影响

我们来考察过分保护对孩子有些什么不利的影响。简述如下：

1.独立生活能力差。童年时动作笨拙，远不如健康的同龄人。上中学了，连个人生活也不能自理，如不会洗衣服，掉了纽扣不会缝，连面条也不会煮，更不会上市场购物。

2. 社会化不足。这是就童年而言。到了青年期，则表现为社交无能，缺乏社交动机，过分害羞，见了生人感到无话可说，不知所措。

美国精神病学协会给儿童制订的社会化不足的诊断标准（DSM-Ⅲ）很有参考价值。如果下述五条只符合其中一条，或者一条也不符合，就是社会化不足：（1）至少有一位同龄朋友，且友谊维持至少 6 个月之久。（2）在看不到有什么即时的好处的情况下能够主动帮助别人。（3）做了错事造成了明显的不好后果但并未被人发现时感到难过或后悔。（4）别人做了对他不利或有损的事，能够原谅而不指责别人，也不告状。（5）对朋友或同伴的福利表示关心，或者能够分享别人的幸福与快乐，如为别人生日、考试优秀、获奖等感到高兴，主动向别人祝贺。

显然，过分保护造成童年社会化不足，是一种严重的情况，因为童年的社会化也就是健康性格雏形的发展形成过程。

在过分保护下长大的青年，学校成绩可能优秀，但一出校门踏入社会就会碰到难以克服的困难，所学知识技术无法发挥作用。因为他们一点儿也不懂人情世故，不会处理人际关系，不会跟人交流思想以利合作，更谈不上组织才能。

3. 性心理不成熟。对父母过分依赖，使感情完全固定在父母身上，除了父母以外，对谁也爱不起来。

4. 自我中心。不理解不体贴别人的心情，从来也不从别人的角度考虑问题。童年的自我中心很可能成为成年后不健康而又很难改变的性格之核心部分。

5. 不负责任的行为。过分控制使孩子经常有不自由和受压抑的体验，有时便爆发为不合理的冲动行为。逃学、骂街、斗殴、偷窃、破坏公物等在受到过分保护的儿童少年中是不少见的。这种行为对于行为人来说是一种解脱，行为本身伴有一种冲破约束的快感。这样一来，每次不良行为都被快感所强化，所以容易成为习惯。过分保护伤害了孩子的独立和自由，使孩子心情不舒畅。但孩子并不知道他的不愉快从何而来，只能体验到发泄行为给他带来的快感。事后，孩子也知道，他的破坏性或攻击性行为不对，但时隔不久，老毛病还是重犯。孩子本人想改也不知从何下手，家长、老师往往也分析不出根源何在。但是，如果让孩子离开父母亲一段时期，例如到夏令营去生活几个星期，孩子的独立自主精神得到发挥，自由不受限制，好奇心和创造性受到鼓励，不负责任的行为也就减少，甚至消失了。

家长和教师往往侧重于跟孩子讲道理。其实，孩子何尝不懂骂人、打人等行为不对。关键在于，如果循规蹈矩意味着按父母的指示和禁令行动，意味着不自由和心情不愉快的体验，而任何一种形式的"胡作非为"都意味着冲破约束，意味着个人意志的解放，这种"胡作非为"当然会给孩子带来快感。这就是孩子反常行为之奥秘所在。用第五章的术语来说，孩子的"胡作非为"首先而且主要是为了内目的，如果也有外目的，那是后来附加的。

6. 两价性依赖。过分保护造成孩子对父母强烈的依赖情感。生活细节全需父母代劳，精神上也就谈不上独立。过分保护限制了孩子的自由和自主性，这就同时也造成孩子的不愉快和对父母的不满，不过，这种不满通常是受着压抑的，孩子本人并没有清楚地认知到。到了少年期，冲突逐渐尖锐化。在有些人，两价性依赖已经成了性格的核心部分，这就为神经症性心理冲突提供了发展的优质土壤。

三、过分保护的根源

过分保护是一种不良的教养方式，其表现和恶果上面已经做了说明。现在，我们来看看其根源何在？

一般地说，过分保护主要来自母亲，父亲常是胁从者。

施行过分保护的母亲，大多是本人基本需要未得到满足的人，因此也可以说她们多少有几分病态，对子女的过分保护只不过是满足自己需要的一种代偿。这种母亲有被爱的渴求，而她们对丈夫之主动的爱却又不足，因此，将爱的需要转向孩子。她们渴望从孩子那里得到爱，似乎只有孩子对她们的忠诚、驯服和一刻也不离开，才能止住她们感情上的饥渴。有些母亲有强烈的不安全感，她们把本人的不安全感转移到了孩子身上，时刻为孩子的安全焦虑，这当然也容易导致过分保护。有的母亲有强烈的占有欲，除了占有，她们几乎没有其他形式的满足，而如果名利、权势等的占有似乎没有什么希望了，她们也就只好把占有的对象转移到孩子身上。

在旁观者看来，过分保护的事实和它的害处是容易看清楚的，道理也不难懂，但施行过分保护的母亲却照例毫无自知之明，也听不进别人的忠告。因此，过分保护大多得不到矫正。通常，孩子发生了明显的情绪、行为或品行障碍，或者，母子矛盾尖锐化，这时才求助于心理咨询专家或其他专家。问题首先在子女身上暴露出来，根子却在父母。最好的办法是预防，就是已婚妇女和准备做母亲的人事先接受培训和心理咨询。

母爱剥夺

这里讨论的母爱剥夺是广义的，它可以是完全的或不完全的，可以是长期的或短期的。母亲不喜欢孩子也是一种母爱剥夺。所谓剥夺，也就意味着每个人都有享受母爱的权利。

哈洛（H. F. Harlow）的社会性剥夺实验是很有影响的。据观察，在自然条件下，婴猴与母猴的关系要经历几个阶段。最开始，婴猴与母猴的亲密接触行为完全是反射性的，这是为了保证营养和得到保护的一种生来就有的机制。随着随意运动功能的发展，进入依恋期，此时出现非营养性的相互作用，"跟随"和"模仿"这两种行为机制开始起显著的作用。接着是安全期，婴猴的探索行为增多，母子相互作用的频率下降，婴猴与环境中其他客体的接触频率上升。最后，随着与环境的接触增多，婴猴逐渐进入分离期，伴有依赖行为的母子关系告终。

哈洛将恒河猴的婴猴与它们的母亲隔离开，结果婴猴出现各种异常的行为表现。这就是所谓剥夺实验。剥夺开始的时间愈早，持续的时间愈长，导致病理行为的可能性愈大。

哈洛认为，除了满足饥渴这一需要以外，母猴为婴猴提供接触舒适（contact comfort）的经验很重要，因为它能推动婴猴情绪的发展。剥夺了接触舒适经验的幼猴不但没有亲密的情绪和行为的流露，而且，在危害性刺激作用时，幼猴显示高度的恐惧和类似孤独症的行为，而不是逃向母猴或进行探索。哈洛还认为，接触舒适经验与生物学需要的满足（使驱力下降）并无相关。这是一个很不寻常的观点，因为学习心理学家一般地都把适应性社交行为看作生物性强化的延伸或扩展。

哈洛还有一个重要的观点：同辈群体经验对正常行为的发展也有关键性的作用。他认为，同辈群体经验可以在相当程度上弥补接触舒适经验缺乏造成的缺陷。反之，有适当营养和接触舒适经验的猴子，如果剥夺了同辈相互作用的机会，仍然会显出严重的病态行为。这种雌猴成熟以后，有显著异常的母亲行为，它们不理睬甚至攻击自己所生的婴猴。

显然，哈洛在猴子身上所做的实验和观察，对于我们理解人类适应不良行为的发生机制是很有启发的。总起来说，这些在猴子身上做的实验和观察所得的结论，跟人类子女教养的经验是一致的，即：母爱和同辈交往经验对于一个人的健康成长是不可缺少的。

婴幼儿与母亲分离引起的异常反应，现在总称之为分离反应（separation reaction）。这种反应大体可分为三期：一开始是抗议期，此时婴幼儿大哭不已，如果能说话就反复着喊妈妈，而且活动增多，烦躁不安，易激惹。如此持续1周左右，"抗议"逐渐停止，婴幼儿表现出沮丧，退缩，活动减少，无精打采，对周围环境中的变动不关心、不注意、不感兴趣也没有反应，满脸愁容，大声哭喊转变为啜泣，这叫作抑郁期。大多数婴幼儿经几周即进入康复期，逐渐恢复到原来的状态。

最早关于人类母子分离的研究之权威性报告是 1960 年鲍尔比（J. Bowlby）的论文。他认为，婴幼儿与母亲长时间分离可以导致类似成人抑郁症的表现。精神病学家称之为依附性抑郁（anaclitic depression）。然而，到现在为止，婴幼儿的这种异常经验和反应跟成年期的抑郁症究竟有什么关系，对其的见解仍然存在分歧，而且没有一种观点是被证实了的。比较一致的意见是，严重的或长期的母爱剥夺与未成年人（18 岁以下）的品行障碍有密切的关系。

实际情况往往很复杂，而不只是单纯的缺乏母爱。父母不和或意见分歧使孩子不知何去何从，父亲的苛求、惩罚或过分保护，祖辈的过分保护等因素往往同时起作用。

苛求对儿童少年的健康成长十分不利，它可以导致过分压抑情欲而形成心理冲突，也可以导致反社会行为。遗憾的是，许多望子成龙心切的父母对苛求缺乏正确的理解。他们以为，只要不骂不打，不采用任何强制性手段，就谈不上苛求。其实，一切超过儿童发育年龄的要求都是苛求，即使对孩子提出要求时采取耐心说理的方式。同样，惩罚也并不限于打骂，限制自由，侵犯儿童应享有的权利，不理睬，不爱抚，不给应有的鼓励和赞许，以及唠唠叨叨，都起着类似惩罚的作用。

隔代教养在我国是相当常见的情况，因为许多母亲从事职业工作，无暇照顾子女。有人把这种情况造成的不良后果称之为隔代教养综合征，那是不恰当的，因为隔代教养并不导致特殊的综合征，不良的后果多种多样，它们取决于祖孙关系以及家庭环境中的许多变量。一部分祖辈像父母一样对孩子是过分保护的。有些祖辈唯恐孩子发生事故而无法向孩子的父母交代，采取不求有功但求无过的"保险"的办法，实际上是只顾身体健康而不管心理健康。还有些祖辈对孙辈并不感兴趣，更无爱心，他们只是基于义务或回报子女的赡养而不得不照顾小孙子。有些祖辈对子女把自己应负的教养责任推到他们身上颇为不满，经常叨唠抱怨，甚至把对子女的不满发泄在孙辈儿童身上。尽管这些情况都不利于甚至有害于儿童的健康成长，但所造成的不良后果却各不相同。

隔代教养还往往留下持久的后患。孩子长大到一定的年龄（上小学或上初中的年龄）便离开祖辈回到父母身边，但亲子之间并没有什么感情，缺乏亲密关系，这就给后来的亲子冲突埋下了根苗。

模　仿

班杜拉（A. Bandura）的**社会学习理论**虽然也借用了强化这个概念，但他更重视模仿。他区分了两种不同的模仿：模仿学习和模仿操作，后者必须强化，而前者在没有强化的条件下仍然发生。在混乱的家庭环境中长大的儿童，往往直接模仿成人的不健康甚至病态的行为。由于模仿，本来需加以抑制的行为却不抑制，无须抑制的行为反应却被抑制了。班杜拉强调，恐惧症行为并不是源于对有害客体或处境的反应，而是亲眼看到别人的恐惧反应或受伤的后果。对抑制性反应的模仿，使儿童不去积极应付困难而一味回避或退缩。父母亲发脾气也可引起儿童模仿，以致在没有相应的和足够的刺激的情况下儿童也会发脾气，也就是说，此时儿童发脾气是一种适应不良的表现。

人们普遍认为，身教重于言教。这从儿童富于模仿的角度说来是很有道理的。所谓潜移默化，所谓有其父必有其子，模仿都起了重要作用。

游　戏

作为动物学术语，游戏指动物在缺乏正常刺激时呈现出的行为，或由正常刺激引起但并没有完成全套仪式化行为模式的行为。游戏行为只见于哺乳动物和鸟类。游戏常见于未成年动物，是学习成年行为的过程的一部分。小猫和其他未成年猎食动物的游戏行为大多是用以练习捕食技能。成年动物也游戏。马、牛和其他有蹄哺乳动物，有时无缘无故地奔跑、相互追逐和炮蹶子。狗用进攻姿势来诱使其他狗参加争斗游戏。[*]

游戏是幼童学习的一种主要形式。不仅如此，游戏是儿童健康成长不可缺少的要素行为。在两个人以上的共同游戏中，儿童学会社交和互相理解。许多不同种类的游戏都有其特殊的游戏规则。童年学会了遵守游戏规则，成年后遵守社会行为规范就会容易些，不那么勉强。

从文化的角度看，人生既有严肃性的一面，也有游戏性的一面。《三字经》这本宋朝末年编写的蒙学教材，800年来一直在全国范围内广泛流传，影响是巨大的。此书结尾的几句"勤有功，戏无益。戒之哉，宜勉力"可以代表我国传统文化对游戏之占优势的观点。遗憾的是，"戏无益"是根本错误的。许多为人父母者持"戏无益"的观点教养子女，极不利于健康人格的发展。

先看看野蛮人和所谓原始部落吧。他们为了活命，就得冒着被野兽咬死的危险去打猎，那是极其严肃的事。可是，一旦打猎成功，他们便聚在一起或围成一圈，一边吃着用火烤熟的鲜美的肉，一边在篝火旁又唱又跳，尽情欢乐。游戏是人类文化不可缺少的一个重要组成部分，这是显而易见的。它促进理解，加强团结，鼓舞斗志，消除疲劳，增添生活情趣，等等。游戏之用，大矣哉！

求助于心理治疗的病人中相当大一部分是严肃有余而游戏不足的。了解这些病人的生活经历时，常常发现他们的童年就是玩得很不够的。善于游戏的人，游戏本身就是目的，而神经症病人往往过分看重游戏的胜败，或者力图在游戏中一显身手，以获得人们的赞扬。这样一来，游戏就只是一种手段了。在游戏中与人发生争吵，伤了和气，或者输得一肚子气，这在神经症病人中是不少见的。也许，这些人需要补课，补童年游戏不足的课，学会体验游戏过程中的乐趣。这对于解决手段和目的之冲突可能大有启迪。

---

[*] 摘自《简明不列颠百科全书》第9卷，第205页。

攻击行为

作为动物学术语，攻击行为是动物伤害对手（并非为了捕食）或促使对手退却的行为。

对哺乳动物的攻击行为研究最多。它表现出两种基本模式：进击行为（刺激下丘脑的外侧及前侧引起）和防御性恐吓行为（刺激下丘脑中心某部以及中脑的中央灰质区可引起）。

一、引发攻击的因素

导致攻击行为发生的因素很多：

1. 引发性刺激。研究表明，只有很少几种刺激可特异性地引起攻击反应。成年雄性动物的气味以及动物体表的颜色，就属于这种特异性刺激。陌生的同种动物，特别是当它们逼近（包括逼近自己的配偶或子代）时常引起攻击反应。

有领域行为的物种，当两个同种动物在领域交界处相遇，往往引起互相攻击。但争斗通常只限于几个回合便决定了胜负，负者以特殊的仪式化行为表示屈服求和，胜者也以特殊的仪式化行为显示自己的胜利。领域行为可避免种群过于密集，使交配育幼免受干扰，仪式化行为可以把伤亡减至最低限度，所以都是适应性行为。

有些物种的群体形成了牢固的等级制结构，这既有助于减少不必要的攻击行为，也可以在不利的环境下保证高等级个体的生存（以最低等级的个体之死亡作为代价）。

2. 促进性刺激。疼痛、躯体不适以及任何挫折都使动物易激惹性增高而表现出攻击行为。

3. 强化因素。捕捉猎物和进击行为本身可以强化攻击行为。

4. 生理影响。雄性性激素可增强多种动物的攻击性。某些种的雌鼠在孕期攻击性增高，这与其体内孕酮水平增高有关。脑底部杏仁核损害可使动物驯服，攻击及防御性恐吓、逃跑等行为都减少。

二、攻击的仪式化

洛伦兹（K. Lorenz）把攻击视为一种驱力或本能。他认为攻击行为对种的生存有利，人类的攻击行为有其先天的基础。

攻击行为有它的演化过程。蚁群之间的战争是大家都看见过的。鱼类同种间的攻击行为已是动物学家研究很多的课题。爬行动物有互咬、用尾打击等种内攻击行为。鸟类和哺乳动物已发展了高度分化的象征性和仪式化行为，以减少不必要的攻击和争斗。

自然选择使动物演化出高度的结构和功能节约性，个体身体器官的设计使人惊叹大自然的巧妙。社会约定的竞争使某些动物演化出惊人奢侈的形体装饰，与自然选择之节约性呈极其鲜明的对比，如：大角羊雄体的角弯曲成螺旋形，外侧的弯曲部分可长达 1 米以上；雄孔雀体长 75 厘米，后面却拖着一条约 150 厘米的长尾。这些都只是为了求偶时竞争取胜的表演。其实，人类两性的不同服饰和为博得异性青睐的表演行为，性质与动物并无二致。动物学家把社会定义为个体的组织，它能够为成员之间的竞争提供约定的范式和规则。面对种群外的大环境，社会组织有利于种群之持续存在。对种群内部来说，社会组织既可减少不必要的血腥斗争，又使攻击这种有利于种族生存的本能不至于退化而采取约定的方式表现出来。总之，动物演化使攻击本能在种内变成了愈来愈具有象征性和仪式性的约定竞争形式。

三、攻击与心理卫生

以上的仪式行为可以视为一种无言的交往。就交往而言，仪式和语言有共同的功能。过去，人们往往重视仪式与神话的关系而忽视了对它本身的研究。现在，许多欧美人类学家倾向于仪式的功能学说，也就是说，重视仪式在社会中的功能，通过个人需要和社会需要来解释仪式。仪式涉及神圣和世俗两个领域。困难在于，我们很难在二者之间划清界限。也许，仪式的重要作用之一在于它为从神圣到世俗提供了一座桥梁。

这些动物学和人类学的研究对于心理卫生科学和心理治疗很有用处。

社会化的内容之一是，将个人有其先天基础的攻击性塑造成符合社会竞争之约定俗成方式的行为模式。实际上，所谓正常人都在社会化过程中发展了这类行为模式。

如果社会化出了问题，攻击行为严重地违反了社会的约定，便走上了犯罪的道路。

当一个人患精神病时，攻击行为可以赤裸裸地表现为伤害别人身体的暴力行为，也可表现为对财物的破坏。

神经症病人一般并不犯罪，也没有精神病人那种赤裸裸的攻击行为，但他们的攻击性之社会化并未完全整合于人格之中。他们可能不情愿采取约定俗成的行为方式，这使他们成为社会竞争中的失败者，或者虽然取得了成功，却不能免于心理冲突。还有一些病人自称是"刀子嘴，豆腐心"，他们似乎无意与人为敌，却经常在言语上得罪人。他们不知道，这种言语性攻击正是攻击性未能完全社会化并整合于人格之中的表现。临床上见到不少男性病人，他们由妻子陪伴来门诊，病人沉默着而妻子滔滔不绝，说丈夫"死脑筋""倔脾气""既没有本事又不服输"，等等，似乎对丈夫的毛病看得很清楚。然而，心理治疗者却看到病人烦恼的另一根源，他们的妻子攻击丈夫已经习惯成自然。如果不同时治疗妻子，丈夫的神经症恐怕很难有明显的改善。

近些年来，青少年独生子女对父母实行暴力攻击的案例在临床工作中有增多的趋势，这几乎完全是过分保护的结果。处处顺从子女的需要，使父母在子女心目中早已毫无权威性。另一方面，包办代替和限制子女的独立自主性，使子女在家庭外很难适应而屡遭挫折，这样，他们便把不满发泄在父母身上。然而，他们中的绝大多数并没有反社会性人格障碍，他们走出家门便活像迷途的羔羊，而只敢在家庭里称王称霸。

前已提及，洛伦兹认为，动物的攻击性是本能性的，人的攻击行为也有其先天的基础。但由于人的攻击行为涉及战争等重大问题，人们的意见就有了分歧。作者认为，对此有理论兴趣的人可以继续研究探讨，但从实践和应用的角度看来，攻击性是否是本能的问题并不特别重要。重要的是，人的攻击行为可以为各种目的服务，如财富、异性、权势、地位等。事实上，作为手段的攻击行为在我们的生活中是随时随地都可以见到的，并且在相当长的未来也不会消失。目的非常诱人，手段使用频繁，手段之目的化就是势所必然。不少人以背后说人坏话、挑拨是非、造谣诽谤为乐事，乐此不疲，似乎手段已经目的化了，这就成为人际关系研究和心理治疗所必须重视的一个大问题了。

再者，动物种群（animal population）有自调节行为，即通过领域行为、攻击行为和显示行为等保持个体之间一定的密度。这在开始也许完全是为了保障食物供应，但是，经过长期演化，种群的自调节已经成了食物和生殖以外的一种相对独立的需要了。这就是说，有种群自调节行为的动物除了保障食物、生殖和安全以外，个体还需要一定的活动空间。用小缸养鱼，即使食物、空气、酸碱度和温度等条件都很好，小鱼还是长不大，因为生存空间太小。遗憾的是，人类早已丧失了密度自调节能力；但动物祖先的遗传属性我们似乎仍能体验得到，这就是，我们每个人总需要一定的时间独自待着，24小时总是跟别人在一起会觉得有些不自在，甚至莫名其妙地烦躁，甚至易激惹。这也许可以部分地说明，在我们的日常生活中，吵架为什么如此常见。在这样有限的生存空间中，许多人生活不自在、不舒畅，一部分人形成了持久的心理冲突，这在宏观上是完全可以理解的。

第五章 适应与调节

本章所说的适应指个人借助行为对社会的适应（social adaptation），调节即自我调节（self-regulation），指个人对内心活动的调节。此二者互相联系且互相影响或制约，实际上很难分得一清二楚。例如，与相识者交谈，如果很投机，心情自然是愉快的，这从外显行为看来只是一种适应，但同时却带来了良好的自我调节。一般地说，良好的自我调节是通过积极的社会适应性行为完成的。遗憾的是，许多神经症病人和人格障碍患者往往忽视了这一点，至少，对此缺乏深刻的体会。

原因和目的

人的行为有原因，也有目的。对它们进行研究，有利于深入理解人类的行为，对心理治疗也有重要意义。

一、原因

不论采用什么样的因果观，因果观总是隐含着决定论。目的观相反，它意味着人有意志自由，对行为有选择的自由。心理治疗的前提是，一个人对可能的行为有选择的自由。人的行为总是体现着某种目的，即使行为人对目的没有觉察到或者不承认，社会也不会同意行为人的观点，尤其是行为涉及他人利害的时候。例如，某人说话几乎每句话都带有"国骂"，就像英语带冠词一样。对此，他可以用他父母亲三句话不离"国骂"作为原因加以辩护，人们还是会认为他说话不文明，即给予否定的评价。假如人的行为是由原因决定的，在因果的锁链上当然没有个人自由容身的余地，那也就谈不上对人的行为进行评价了。如果我们断言，人的行为是由原因绝对地决定了的，毫无自由之可言，那么，心理治疗便谈不上。心理治疗的成效取决于病人的主动性、积极性、能动性，而这些都属于目的范畴。因此，行为目的之分析和研究，对心理治疗具有根本的重要性。

二、目 的

行为的目的是各式各样的。

区别**外目的和内目的**很有必要。商人做买卖，目的是赚钱。儿童跑跑跳跳，目的在于活动本身给他以快乐和满足。前者叫外目的，后者叫内目的。

很多行为既有外目的，也有内目的。外目的太强烈时，内目的可能消失。例如，因紧急任务出差，途中往往无心欣赏风景和玩味旅行的愉快。内目的太强烈时，外目的也可能消失。有些赌徒不计较输赢，只求赌得"过瘾"，便是一个例子。据说，陀思妥耶夫斯基就有这种毛病。所谓"为了做而做"的行为，都是专心体验行为过程中的满足感而不顾行为外目的的"上瘾"行为。病人向医生诉苦本是手段，目的是得到治疗。不少神经症病人对治疗已经失望，他们也不要求医生开处方，但还是经常跑医院，他们为诉苦而诉苦，手段已经目的化了。难怪有些西方精神病学家称神经症为"诉苦病"了。

目的和手段可以互相转化。**目的转化为手段叫作目的手段化。手段转化为目的叫作手段目的化。**

兼有内外目的之行为，就个人行为的发展历程而言，总是一个目的出现在先，一个目的出现在后。先有内目的，后有外目的，也就是目的的手段化，这往往意味着人的生物性之社会化。例如，幼年打球只是为了"好玩"（内目的），长大后进了国家队，打球成了为国争光的手段，赢球成了外目的。胜败关系国家荣誉，这个外目的太强烈了，内目的往往趋于消失，球员们可以完全体验不到打球的乐趣，反而感到十分紧张。如果打败了，更可能只是感到苦恼和沮丧。反过来，如果先有外目的，后有内目的，则是手段目的化，意味着**社会价值之个人化或奖励的内在化（自我奖励）**。如果我们读书只是为了避免惩罚和得到奖赏，为了通过考试或获取高分而夸耀于人，为了将来谋求一份好工作，为了名利和地位，那么，读书就只是一种手段。如果我们在读书过程中因知识的增长、对人生的体会和自我境界的提高而感到满意和愉快，读书这一手段也就目的化了。

其实，人生来就有好奇心，这是学习的一种初始动力。满足好奇心是我们学习本来就有的内目的。主要由于不恰当甚至错误的教育内容和方式，许多人的好奇心被践踏了，这是教育之最大的失败。对于幼童，游戏是学习的主要形式。如果家长和教师善于将知识教育与游戏相结合，幼童将以极大的热情和兴趣猎取各种知识。遗憾的是，家长和教师往往把学习跟游戏对立起来，对孩子干预过多，约束和禁忌太多，惩罚太多，而鼓励、奖赏、启发和诱导太少，结果学习成了一种苦差。笔者认为，培养孩子的学习兴趣，是教育的首要任务之一。据说伽利略有言：教人以其性之所无，殆不可能，助人发挥其所固有，则能事毕矣。这真是把为师之道说得淋漓尽致了。一位家长或教师，即使教了孩子不少知识，但如果摧残了孩子的学习兴趣，败坏了孩子读书的胃口，或者，阻碍了孩子社交技巧和兴趣的发展，苦了孩子的精神生活，那仍然是犯了很大的过失。说得严重一些，有可能害了他一辈子。青少年以学习或社交为主要内容的心理冲突，其根源往往就在这里。

有人无论做什么总是两眼死死盯着外目的，似乎从来没有什么内目的。什么叫精神空虚？没有内目的之谓也。

有一位已经退休的病人，苦于退休生活无聊，焦虑不安。有人建议她不妨栽花养鸟，病人回答很干脆："栽花？还不如种菜呢。养鸟？我还不如喂几只鸡呢。"又有人建议她去上老年大学，她说："我这么大岁数了，还学习干吗？"这就难怪她要无聊苦闷了。

行为的效应

行为有客观效应和主观效应。

客观效应又可分为社会效应和身体效应。生产劳动的社会效应是创造财富，身体效应也许是提高了健康水平，身体更加结实了，也许是使肝炎加重了。斗殴的社会效应是伤害了别人和破坏了社会治安，身体效应是同时也伤了自己。

主观效应指行为者在行为过程中心理活动和状态的变化，尤其是**内心体验**。这又有直接与间接之分。如果行为者对某种行为感兴趣，乐而为之，他在行为过程中的直接体验是愉快的或使他满意的。如果行为者对某种行为不感兴趣，甚至是强迫自己去做的，直接体验便是不愉快的，甚至感到十分苦恼。间接的主观效应是别人或公众对行为的评价和奖惩造成的。如果有人夸他做得好，他会感到高兴；如果有人骂他缺德，他会感到不满或生气，总之是不痛快，甚至是痛苦。

值得注意的是，间接的主观效应是延迟发生的，它是行为造成了客观效应后引起别人的反应的产物，因此，行为者必须付出期待的焦虑作为代价，不论是希望得到别人的好评，还是担心别人的指责或惩罚。如果行为者对他所从事的行为既谈不上什么兴趣爱好，也没有什么不情愿和内心的阻力，那么，期待间接的主观效应可以成为行为者的主要目的，而在行为过程中的体验便很可能主要是焦虑。

在社会条件相对稳定（没有什么大的急剧变化）的一段时期里，个人行为序列中良好的自我调节之一个必要的环节，是行为者的主观体验。一切客观效应都要通过体验这个环节，才能对下一步行动有所影响，人们也往往根据体验来对行为做出符合自我需要的选择和取舍（即良好的自我调节）。

不妨用比喻来说明：有些不懂医学的人以为，人只有靠视觉才能走路不跌跤，这是不对的。人主要靠来自肌肉、肌腱和关节的本体感觉，才能判断自己肢体的位置、姿势和活动情况，才能保持身体平衡和走路不跌跤。盲人可以表演精彩的健美操和舞蹈，说明视觉在这里并非必要。反之，本体感受系统有严重损害（如神经科疾病）或暂时性功能障碍（如喝醉了酒）时，即使视觉正常，仍免不了东倒西歪、跌跌撞撞。

神经症病人压抑自己的情欲，以致体验并不反映病人的需要是否得到了满足。这就是为什么病人的理智和视听正常，能够对客观环境做出正确判断，在社会生活中却反复"跌跤"而不能吸取教训的缘故。神经症病人在行为过程中的直接体验是完全"盲目的"，就像丧失了本体感觉的病人那样。

违反自我需要和欲望的行为可引起不快体验，但由于这种行为以引起别人赞赏为目的，神经症病人通常忍着不愉快去做。如果得到了赞赏，并且赞赏掩盖了原来的不愉快，病人便会误以为这种行为是符合自我需要和欲望的，这就是病人歪曲的体验的一种情况。另一种情况是，儿童少年时按自我需要进行的活动常受指责和惩罚，以致需要一旦在意识中浮现，便引起对惩罚的恐惧，需要得到满足的行为也容易引起恐惧和不安，这等于体验给需要以否定的评价。总之，歪曲的体验积累多了，时间长了，自我便严重地歪曲了。严重的心理冲突者极力隐藏自己的需要和欲望，也就是隐藏真实的自我，把自己装扮成另外一种人，目的是为了赢得别人的赞赏和避免遭受非议或惩罚，就像戴着面具一样。再一种情况是，歪曲的体验使病人故意跟自己作对，反其道而行之，不想好事专想坏事，明知对自己有利的事不做，明知对自己不利的事却偏要去做。

我们在日常生活和待人接物的时候，并非完全甚至主要不是靠耳目所得的情报和抽象的大道理来评定自己的行为是否过分，而是靠内心体验随时调整行为。大道理只能起"宏观"调控作用，如不违法，不伤害别人。时刻起作用的"微观"调控几乎完全取决于内心体验。很多神经症病人显得很拘谨，说话吞吞吐吐，笔直地坐在椅子边上，有扶手和靠背却不利用，显然是"微观"调控出了故障。读书为什么可以读出神经衰弱，而凭兴趣打麻将却打不出神经衰弱呢？因为感兴趣才打，没有兴趣我们便不打。春节打麻将时间太长，疲乏了，兴趣会下降，甚至头昏眼花，我们自然就不再打了，因而不会发生打麻将和不打麻将的心理冲突。对读书本身并不感兴趣或已经疲乏了仍坚持读书是什么缘故呢？怕考试不及格，怕考不上大学，怕父母指责，怕丢面子，等等。一句话，原来就缺乏内目的（对读书本身的兴趣和满意感、成就感），或者，由于过分疲劳或外目的太强烈而使内目的消失了。

有一种理论认为，神经症病态的关键在于认知的绝对化、偏颇等，这是讲不通的。我认识一位老太太，她相信世界上的人都是善良的。这是一种绝对化和偏颇的认知，因为实际上世界上有坏人。其实，上述看法只不过是这位老太太本人善良之心的投射而已，但这种投射是健康的。这位老太太乐善好施，人际关系良好，个人生活勤劳俭朴，心情总是稳定而乐观的。人们从来没有见她发过脾气和叨唠抱怨，她也从来不说别人的坏话，并且对别人的优点和长处很敏感，经常给以肯定的评价。孩子们都乐意亲近她，她也很喜欢和关心孩子。左邻右舍的父母打骂孩子，她就成了孩子的保护神。用认知理论来说，这位老太太的精神健康是建筑在一个绝对化和偏颇的认知基础之上的。

道德情感

低层次的心理对高层次的心理起不了调节作用，这就是为什么物质生活的享乐填补不了精神上的空虚。同一层次的心理活动之间的代偿，其调节作用是有限的，例如，用虚荣心代偿个人耻感，往往使人争强好胜而又输不起，到头来有可能陷于心理冲突之中而难以自拔。只有高层次心理活动对低层次心理活动的调节才是最有效的和健康的。但是，我们必须记住，高层次的心理只有在低层次的需要得到满足之后才能发展起来。问题的关键在于，低层次需要必须在童年期得到满足，到了少年期以至青年期较高层次的需要才会出现。全心全意为人民服务，大多数人都认为是理所应该，但是，究竟有多少人为人民服务已经成了他们真正的需要，那就很难说了。神经症病人把"应该"当作他们的需要，是一种根本性的自我歪曲，这一点已经在第二章里讨论过了，而其根源则在第四章里进行过分析。

一、道德情感的发展

道德情感是人类心理的最高层次。因此，我们现在就来讨论道德情感是怎样发展起来的。

幼童为别人服务的行为一开始只是手段，目的是得到长辈的报酬，最初几乎完全是为了满足本能的需要，如食物、爱抚等。稍大的儿童可以做到把自己的糖果分给别人吃，为的是得到长辈更多糖果的奖励。奖励起了强化孩子行为的作用，同时也促进了儿童预见性的发展。儿童的利他行为（如分糖果给别人吃）尽管违反了本能的即时需要，但儿童已经能够预见到，随之而来的是本能得到更好的满足。行为继续发展下去，便达到这一阶段之充分发展的形式，表现为精神上的满足可以取代本能的满足，也就是说，只要得到夸奖，即使不给糖果补偿，儿童也感到心满意足。然而，到此为止，儿童的行为仍然是准道德的，它离不开别人的报酬，不论是物质的还是精神的。再继续发展下去，就有可能发生一种奇迹式的飞跃或质变。利他行为不仅违反本能的需要，而且会给行为者造成肉体的不适或痛苦，然而，行为者在行为过程中却体验到了愉快。这种愉快不再依赖于别人的奖励而取决于行为者本人自我肯定的评价。这便是**道德的愉快或愉快的道德情感**。可以简明地定义如下：一个人在进行他自认为对别人有利的行为过程中，或者，在看到自己的行为给别人造成了有利的效应时，行为者所体验到的愉快，叫作道德的愉快。

当行为导致行为者肉体痛苦甚至危及生命时，或者，当行为与来自社会的任何形式的报酬都毫无联系时（例如别人根本不知道），或者，当行为招致了别人否定的评价甚至强烈的谴责时，行为者基于道德上的自我肯定而心安理得或感到愉快，这对于道德愉快来说是最具有特征性的。也许，只有经过上述考验的自我肯定，我们才有把握地说它是道德愉快的可靠基础。

当利他行为只不过是手段的时候，它就还不是真正的道德行为。诚然，自我肯定归根到底只能来自社会的某种价值观。但是，一旦发展成了真正的道德行为，行为中的愉快就不再依赖于别人的评价而取决于个人心目中相对独立的自我评价了。我们可以说，**道德愉快是社会性肯定评价的个人化和体验化，是社会性奖励的内在化**。道德愉快是最高层次的自我肯定。道德行为由于它本身能引起愉快而使行为者感到满意，手段也就目的化了。因此，可以说，道德愉快是手段目的化之最高形式。也可以说，道德愉快成了利他行为之内目的。凡是坚信所有人都自私自利的人，他们不仅自己没有体验过真正的道德愉快，也不能投情地体验别人的道德愉快。

二、违禁性罪感的产生

一个人的行为如果有损于他人，他会遭到别人的抵制和反对，会受到指责甚至严厉的惩罚。一个人在违反社会规范的行为过程中，或者，在看到行为造成了损害别人的不良效应时，其所以会产生违禁性罪感，其社会根源就在于此。如果痛苦只限于对惩罚的恐惧，这还不是真正的违禁性罪感。完全没有罪感的反社会性人格障碍者，当严厉的惩罚即将来临时，他们也会恐惧。只有当一个人的精神痛苦跟他对自己的否定性道德评价直接相联系时，这才构成一种道德痛苦或违禁性罪感。因此，违禁性罪感实质上是把社会性惩罚变成了个人内在世界里的自我惩罚。也可以说，**违禁性罪感是社会性惩罚的个人化和内在化**。

三、道德愉快和违禁性罪感

可见，道德愉快和违禁性罪感这两者发生、发展的条件和经过是完全不同的，二者之间不存在互相转变的可能。没有来自社会的奖励，不可能有自我奖励，也就不可能有道德愉快。没有来自社会的惩罚，不可能有自我惩罚，也就不会有违禁性罪感。这个要点，我们每一个为人父母者、做教师的人和从事心理卫生工作的人都应该弄清楚。单纯的惩罚不可能培养出高尚的情操，它只能塑造出伪君子或自卑自责自我折磨的人，也可能使人从根本上否定一切道德而走上反社会的道路。

道德愉快实现了个人与社会之间矛盾的统一，是个人生物性与社会性的统一，也是矛盾统一的最高形式。道德愉快有减轻和消除各种精神痛苦的作用，尤其是，它能消除违禁性罪感的消极作用。道德愉快给人以巨大的满足感和最高的精神享受，它本身可以构成行为的最高目的。道德愉快只有在利他行为中才能体验到，因此有理由认为，道德愉快是精神健康最重要的特征。一个人的道德愉快愈强烈，愈是经常地体验着道德愉快，他的精神卫生水平就愈高。

违禁性罪感意味着个人与社会之间矛盾的不可调和性，也意味着社会对个人最后的和最严厉的判决。这种痛苦深刻、久远而弥散，可以影响整个人格。除了道德愉快以外，任何愉快都不能抵消和清除它。实际上，当一个人陷于违禁性罪感的痛苦之中时，他就体验不到任何真正的愉快。不仅如此，它还有极强烈的消极作用。道德愉快是自尊、自信、勇敢、坚韧不拔和乐观进取等许多优秀品质的坚实的基础。与此成鲜明对比的是，违禁性罪感对一个人的性格和价值观有腐蚀破坏作用，使原来赖以支撑的价值观坍塌，完全丧失自信，使生命失去意义。弗洛伊德发现，神经症病人不惜一切地采用各种防御机制，就是为了把违禁性罪感一层又一层地包裹起来。在一般人看来根本微不足道的错误，病人也力图掩饰或巧辞加以辩解。因此，弗洛伊德推断，病人心理活动的核心部分是一颗一碰就痛的良心。这是精神病理学上的一个重大发现。

四、自我背叛性罪感

然而，弗洛伊德认为人类只有一种罪感，那就片面了。

一个权利意识和自尊心充分发展的人，往往同时也是尊重别人的人，他可以为了维护别人的权利而不惜牺牲自己。有理想、有信仰的人也不可能不犯错误，错误意味着与自己的理想、信仰背道而驰。所以，这种错误引起的痛苦叫作自我背叛性罪感。自我背叛性罪感是积极的，它促使行为者拨正人生的航向，重新朝理想的目标驶去。而在改正错误、为理想而奋斗的过程中，行为者又会体验到成就感、满意感和道德愉快。所以，安吉尔（A. Angyal）称违禁性罪感是伪造的罪感（spurious guilt）或病态的良心（morbid conscience），而称自我背叛性罪感为真实的罪感（real guilt）或健康的良心（healthy conscience）。

五、中国传统文化中的权利与义务

我国传统文化强调的是义务而轻视个人的权利。忠、孝、节、义，全都是义务。个人权利被淹没在集体主义的汪洋大海之中。许多人不知道，集体主义也有不同的层次。由血缘关系所组成的集体，尤其是亲子集体，是一种**初始的集体主义**（primary collectivism）。这种集体主义带有**共生性**（symbiotic），权利义务一类的观念还没有明确的分化。**次级集体主义**（secondary collectivism）是以**义务观**为核心的集体主义，强调的是为父母、为皇帝牺牲自己的一切，必要时牺牲个人生命也在所不惜，而权利意识却是淡薄的，似乎一说起个人权利便是自私自利，便是不忠不孝。**三级集体主义**（tertiary collectivism）当然也讲义务，但这是在个人权利意识充分发展的基础上发展起来的义务，**权利与义务是对等的**。

从表面上看，中国人似乎很谦虚，但实在有些过了头。鄙人、不才、拙作等等也就够意思了，连妻子也跟着一起遭殃：称贱内！这是缺乏个人权利意识、缺乏个人尊严的鲜明表现。在第二章里提到过，我们之中很多人是多少有些自卑的，根子不仅在个人，也是传统文化的产物。自卑的代偿是自大，所以我国多的是表扬与自我表扬相结合的祭文和墓志铭，而忏悔录却罕见。要知道感人肺腑的忏悔录是自我背叛性罪感的真实流露，它是催人向上的。

行为和体验

行为治疗重视行为而轻视情感体验，精神分析重视情感体验而轻视行为。此二者不但各有所偏，并且它们都同样对行为和体验之间的相互作用没有给予足够的重视。

人的心理有行为和体验两个方面。行为是外显的和可观察的，而体验只有本人能直接感受到，别人充其量只能根据行为进行推断和基于自己的体验作类比（analogy）。"鲦鱼出游从容，是鱼乐也"（《庄子·秋水》），就是一种类比。当然，在体验之类比中，投情（empathy）是不可少的。

因此，心理机制也有两种，即适应和调节。行为目标的选定，达到目标之计划制订，以及在实施过程中随时对行为的调整，属于适应的范围。内心活动，尤其是情感体验、信念和态度的自我改变，叫作自我调节。

一个人的行为受着社会要求和个人自我需要的双重制约。既符合社会要求又满足自我需要的行为可称之为两全行为，这是**精神健康的特征性行为**。在满足个人需要的同时却与社会规范背道而驰的行为，是**反社会性行为**。遗憾的是，以反社会性行为模式为特征的人格，其个人需要总是停留在较低层次而不能发展到高层次的水平。符合社会规范却与个人需要背道而驰的行为是自我折磨，这是**神经症性行为**的特征，也是心理冲突的典型表现。

孩子自由自在地玩，父母便斥之为淘气；孩子老实待着感受不自在，父母便加以赞赏："乖孩子!"这样长大的孩子容易感受到社会要求与个人需要之间总是矛盾着的。

精神痛苦不能老是忍受着。由于深埋着的罪感和耻感构成了人格的核心部分，牵一发而动全身，根本解决谈何容易。神经症病人只得采取各种短期行为。某种行为和态度（如逃避现实）可以从表面上暂时地减轻痛苦，却给进一步解决问题造成了更大的困难，这就可以称之为神经症性行为或态度。

马斯洛（A. H. Maslow）认为，安全的需要、爱与归属感的需要、受人尊重和自尊的需要，是所有人的基本需要。基本需要满足后，高层次的需要才会发展起来。基本需要未得到满足的各种病态者，他们自以为在追求高层次的需要，其实总是在以不成熟的行为模式追求基本需要的满足，表现为过分的代偿。

所谓高层次的需要，实际上是个人化了的和内在化了的群体或社会需要。显然，没有手段与目的之互相转化，高层次的需要便不会出现。实际上从内心体验来说并无某种需要，然而不那么做便会遭受非议甚至惩罚，神经症病人便把"应该"误当作自己的需要，因此，理智化成了神经症经常采用的一种防御机制。一位作者写道，我内心的敌人总是跟我讲道理，可千言万语，归根到底，只是一句话，要求我做到完美。世界本来就是不完美的，我们每个人也都有各式各样的缺点和毛病，总之，人生是有局限性的。关键在于接受（acceptance），这就是健康的人生态度。神经症性的基本态度是不接受（non-acceptance），虽无数次碰钉子仍然不放弃完美主义。

符合社会规范的行为有消极与积极之分。消极的行为只是为了免于惩罚，但愈是担心、害怕惩罚，惩罚的危险就愈是有切肤之痛。积极的行为是建设性的，甚至是创造性的。

弗洛伊德特别重视个人的性爱需要，这是很有道理的。一方面，文化对性欲和性行为实行多层次多方面的控制和约束，以致性爱的满足容易受挫。另一方面，性爱的需要具有跨层次的性质，从动物式的本能满足到作为古今中外文学所讴歌的男女之爱，简直可以说，它既可以是最邪恶最下流的，也可以是最高尚最美丽的。正因为如此，只有适应和调节机制都相当完好才能使性爱得到充分的满足，从而对高层次需要的发展起积极推动作用。否则，性爱的满足便很容易成为不充分的，不能令人满意的，甚至使人深深为之苦恼。反过来，性爱的满足体验又对整个心理活动有巨大的调节作用。

调节的主要内容是什么？一言以蔽之，就是自我情感（self-feelings）。自我情感大体上可以分为自我满意的和自我不满意的两类情感。也可以说，调节的主要内容是自我评价（过高、过低或相对地恰如其分）和情绪（稳定性、对新鲜刺激的易感性、愉快或不快的情绪）。

调节可以是消极的，即单纯为了减轻痛苦和不快体验。弗洛伊德把心理机制称为防御，他重视的显然是消极的调节。这也难怪，因为他的主要研究对象是神经症。唯一的例外大概只有升华（sublimation），但对升华的过程，即追求本能的满足如何转变为对高级目标的追求，似乎语焉不详。我认为，手段和目的之互相转化的各种不同情况、必要的和必要而充分的条件、转化过程的诸环节，等等，是一大块有待研究的领域。这一领域的重大研究成果将对整个心理学以及教育学、伦理学、心理卫生科学等起到巨大的推动作用。

当基本需要已经得到适当满足后，基本需要就会从个人需要舞台上隐退，也就是说，人们不再需要和追求它们了，从此，调节便走上了积极而自觉的道路。这种人可以在痛苦中前进，在不断的挫折和失败中前进，日益走向较高层次的追求。当然，这种人仍不能免于心理冲突，但这种心理冲突完全不同于神经症性心理冲突，它将减少人性中的盲目性、自以为是和狂妄，使人们对人性的理解更加深化。

满足个人主观需要的行为具有自我肯定性，因此，这种行为对体验有调节作用。所满足的需要层次愈高，行为本身的调节作用愈大。符合社会规范的行为如果不能同时满足个人主观需要，那就只有在行为的客观效应得到别人的认可和赞赏时，通过前述的间接体验才能起调节作用。

心理冲突者由于过分压抑，实际上总倾向于抹杀个人的主观需要，这就免不了有时要爆发不符合社会规范的行为，尤其是在家庭成员面前，如大发脾气、骂人、摔东西，甚至打人等。这种行为可以暂时减轻压抑的痛苦和内在的紧张，但并不能导致个人基本需要的满足，甚至由于人际纠纷而使心理冲突加剧。

调节良好的人保持有活跃的动机，对新鲜事物很感兴趣，有强烈的参与意识，对挫折有较高的耐受性，乐于投身于建设性活动之中。这就是说，**良好的调节对适应起促进作用**。

对于神经症，情形恰好相反。**适应不良和调节不良二者互相加剧**，这就是人们常说的所谓恶性循环。对于这种病人，行为治疗者看到的主要是适应不良的行为模式，精神分析者看到的主要是过分滥用某一种或几种防御机制，使病人的内心世界处于严重扭曲的动态冲突之中。

当然，适应与调节并不能包括人类精神生活的全部，也没有直接涉及人性最可贵的方面，即高层次的追求。但是，适应与调节对于精神卫生具有基本的重要性，却是十分明显的。在心理治疗中，二者之间的相互作用，也许有助于看清楚病人的整体而不至忽视重要的环节。

举一个简单的例子。服用安定类药物后病人症状有所好转，这使病人信心大增，此时病人常对医生说："现在，我可以自己调节了。"对此，医生不妨问问病人，他打算如何进行自我调节？如果病人说不出个所以然，至少，缺乏新的有效的适应性行为之设计和付诸实践的决心，那么，医生应该想到，病人所谓自己调节，大概并没有什么新举措，只不过是药物使症状暂时减轻从而产生的一种虚幻的信心罢了。实际上，过不了多久，症状加重了一些，病人又不知所措了。病人也许会自圆其说：病情轻时，他还能调整；病情一重，就调整不过来了。可以说，对于这种病人，心理治疗还没有正式开始。这大概是单纯药物治疗的一种短处吧。

占有与体验

经验总是具体的和可以描述的。但是，不妨想象，当一个人既非愉快也不苦恼，对外界刺激一概不予注意，心里也没有想什么，有点儿类似高僧坐禅一般，总之，什么具体经验也没有时，他仍然体验着他的存在。这也许有助于我们理解，存在主义所说的存在是一种体验，它并不依附于任何具体的经验。

存在主义哲学认为，如果把哲学和存在分开，那么，哲学就变成了一种好奇心的满足、理智的游戏、巧妙的精工细作，这是现代人心灵深处所不需要的。

弗洛姆写过一本书：《占有还是存在》（*Haben oder Sein*，1980），对心理治疗者很有启发。这本书的基本观点大致如此：有两种根本不同的生活态度，一种是占有，一种是体验生活。对生活持占有态度的人容易出现心理卫生问题，而重视体验生活的人往往心理比较健康。

占有是生活中很常见的事，也是情理中的事。我们必须占有一定的物，否则就会活不下去。婴儿把他们抓到的东西，不管是什么，甚至自己的手，都往嘴里放，这是占有的最原始的形式。近些年来，人们大谈中国吃的文化。在我看来，还是少谈为好。吃，这种最原始最赤裸裸的占有，实在算不得是文化的精华。改革开放以来，占有财富早已经成了一股滚滚洪流，把许多知识分子"忧道不忧贫"的儒家传统几乎完全给吞没了。钱这东西确实重要。一个钱也没有，大概什么事也干不了。但我们只是为了占有金钱么？所谓人为财死，鸟为食亡，人生真的就是这么回事么？假如我身无分文，难道就等于我这个人的存在毫无意义？说穿了，如果我们只是一个劲儿地去占有，忽视自我的存在，不去体验生活本身，岂不是本末倒置，丢掉了根本？人生之舟的锚抛到什么地方去呢？

下面从学习和人际交往两个方面来分别谈谈占有和体验这两种根本不同的生活态度。

一、学习

重占有的大学生上课用心听讲，唯恐没有听清楚教授讲的任何一句话，并且尽可能忠实地把教授讲的内容都记在笔记本上，以便课后复习背诵。目的只有一个，就是占有知识。如果问：占有知识又是为了什么呢？当然，为了通过考试得高分，为了得文凭和学位，为了夸耀于人而有面子，为了将来得一份好工作，如此等等，总之，还是为了占有。

以占有的态度上学念书，最好的结局是将来装一脑袋知识，善于纸上谈兵，可以学而优则仕，但不会仕而优则学。因为已经当了官，再要往上爬需要的是另一种本事，书本里是找不到的。最坏的结局则是读出神经衰弱一类的精神障碍。由于对读书本身并无兴趣，也根本不去体会什么读书的境界，便必须用长远的利益或为父母着想等一类大道理来鞭策自己死记硬背，即使读得头昏脑涨也还得逼着自己坚持下去，怎么能不神经衰弱呢？

与重占有的学习相反的是重体验的学习。《论语》一开头就是"子曰：'学而时习之，不亦说乎'。"可见，孔子把学习看作一件愉快的事。老夫子之所以"学而不厌"，奥妙就在这里。孔子还说过："知之者不如好之者，好之者不如乐之者。"（《论语·雍也》）这更进一步说明了他对学习的态度。

重体验的大学生喜欢思考，喜欢钻研，常常给自己提出各种"为什么"，他们对考试分数并不太重视。更重要的是，他们对书本里的新思想感兴趣。当然，也有不想读书的时候，那就干脆到运动场上去玩个痛快，或者找个凉快地方和一位女同学谈心，绝不装模作样：眼前摆着一本厚厚的教科书，心里却不知想到哪里去了。

现代英语"兴趣"一词来自拉丁语 inter-esse。这真是颇有存在主义的味道。esse 相当于英文 to be，意思就是"存在"。可见所谓兴趣，就是钻到存在里面去。中古英语 list 表示感兴趣，而 list 和 lust（欲望）同根同源。可见，感兴趣跟受欲望的驱使往某件事里钻，是一个意思。这就很清楚了，钻不进去并非智力低下或缺乏所谓数学细胞、艺术细胞之类，而是不感兴趣。天下无难事，就怕没兴趣。

许多人抱怨记忆不好，见了医生就诉苦说自己记忆坏透了。却从来没有人抱怨自己良心不好。记忆不好可以推卸责任，把责任推到大脑神经出了毛病上面，而良心不好这责任可推不掉。有趣的是，记忆真正坏透了的是老年性痴呆病人，但他们从不抱怨记忆坏，甚至活得还很快乐。

抱怨记忆不好的人，往往是想记住的知识记不住，不想记住的令人烦恼的事却偏偏忘不了。记忆为什么故意跟这些人作对呢？这是他们故意跟自己作对的结果：不感兴趣的书本知识硬逼着自己去记，现实生活中令人烦恼的事却执意回避，不去想它，不去深入思考症结所在，不去解决它。一个人只要不接受自己，不接受现实，那就注定了要陷在苦恼之中而不能自拔。既然一脑门子全是苦恼，读书的兴趣从哪里来？记忆又怎么好得了？

我们还要问：记忆好，要了它做什么？我看，世间的知识、财富、名利、权势，等等，谁也占有不尽，记忆不够用那是必然的。可见，诉苦记忆不好的人，根子在于想占有的太多以致占有不了，因而苦恼。当然，越苦恼，读书越记不住。如果没有什么苦恼和不切实际的奢望，记不住有什么要紧，反复学，经常学，总会记住的。过去有人说，半部《论语》治天下。我看，"学而时习之，不亦说乎"这一句话就可以治好抱怨记忆坏的神经衰弱患者。假如过目不忘，根本无须"学而时习之"就能考100分，倒是无法享受"学而时习之"的乐趣，那损失也未免太大了。

二、人际交往

对于人际交往，同样有重占有和重体验两种根本不同的态度。

人际交往最明显的就是谈话。如果没有什么特定的目的，也谈不上什么中心或主题，就叫作聊天（北京人叫作"侃大山"，四川人叫作"摆龙门阵"）。很多人视之为人生一乐。这就是重体验的交往。想到什么说什么，天南海北，什么都可以随意发挥，互相交流，既可增进彼此间的理解，也可以提高对人生的体会。

重占有的人在与人交谈时是不大自然的，甚至是紧张或焦虑不安的。他想利用或控制别人，又怕被人利用或控制。很多事情不能谈，因为那些信息、知识和观点都是他的所有物，不容别人染指。同时，他又想把别人心里藏的知识和观点引出来，以便据为己有。他也许沉默不语，等待着别人言多必失。他也许滔滔不绝，以显示自己精神上的富有，对工程师谈刚从《大众医学》上看来的最新医学成就，对艺术家谈论从《知识百科》上看来的模糊数学，确实是一大快事，既增添了脸上的光彩，又没有知识经验泄密的危险。尽管谈不上什么信仰，但一言既出，明知理亏，也要跟人争个你死我活，因为他必须占有自己的观点，改变看法就等于丢失一样所有物。倘与人讨论专业领域内的问题，那就很费脑筋，既不能暴露自己的浅薄无知，又得提防别人把自己那点儿看家本领轻易就学去了。总之，对于重占有的人来说，人际交往等于钩心斗角，即使猎取不到什么新的占有物，至少也不能让人家占了便宜。所以，他们体会不到人际交往的乐趣，谈不上什么心灵的沟通。交往只是手段，目的是为了占有。

神经症病人很少能体会到交谈本身的意义和乐趣。如果是和医生交谈，病人一心想得到的只是关于诊断和治疗方面的帮助，他们的心灵似乎是一栋紧锁着大门无人居住的空房屋；或者，他们的面具已经和皮肤长到一起而撕不下来了。所以，医生只能跟病人角色打交道，接触不到他们真正的自我。这是心理治疗的困难所在。治疗者唯有真诚坦率，才可望逐渐发展心理治疗关系。

根本问题在于对待人际交往的态度，是占有，还是体验。交往双方有了共同的体验域，就一切都好办。夫妻之间尤其如此。只要夫妻一方持占有的态度，家庭气氛便被污染了、毒化了。如果双方都投入地去体验交往本身，满足感和幸福感便会发芽、开花、结果。

占有态度最常见的表现是挑对方的错，指责对方，强行命令对方，而自己则绝对正确，至少是原则上正确。占有态度的孪生兄弟是嫉妒。占有欲越强烈，越害怕配偶跟其他的异性相好。弗洛姆说："爱不是占有。"遗憾的是，不带占有欲的爱实在太少见了。家家有本难念的经，也就不足为奇。控制和反控制的斗争似乎是婚姻一词的本义。

然而，我们必须学会体验生活。生活是个五味瓶，一点也不想吃苦是不现实的，也谈不上体验生活。即使愿意吃苦，但总把它当作享受快乐不得不付出的代价，那仍然不是真正地体验生活。生活的海洋如此深广，即使再活一辈子，也绝对体会不完。

存在主义哲学很难懂，不同作者说法也不同。但不论说法如何千差万别，人只要活着，存在体验总是根本性的。心理治疗者尽量多多体验生活，至少别老想着占有，那对心理治疗是大有好处的。

第六章 系统理论

概　述

　　心理治疗领域中的系统理论家们的学说或理论构想并不尽相同，有些差异还相当大，但他们都利用现代系统论的若干基本观点或概念，如整体性、循环性因果圈、内稳态、正反馈和负反馈、相互作用模式，等等。

　　与精神分析、现象学和认知－行为的理论不同，系统理论在理解个人的心理和行为上特别强调社会环境（social context）。系统理论较少以着眼于个人的观点为基础进行操作。传统人格理论模型强调个人的责任和行为的个人原因。这些理论设想导致以个人作为思考和处理的单位和实体，从而导致个人取向的诊断系统和治疗方式，这就未免把人际关系的作用太小看了。系统理论把个人看作较大的人际相互作用系统中的一员。治疗不大注重心理的内在动力机制，而强调人际交往对人格和行为的塑造作用。

　　由于系统理论最先是和家庭治疗联系在一起的，这就引起了一种误解，以为系统治疗只涉及家庭。其实，系统治疗者完全可以只和**一个人**进行治疗性交谈，只是他用**系统理论**对个人进行思考，把个人作为系统中的一员来考虑，因此，交谈特别着重于了解病人与别人的关系和相互作用。

　　还有一个值得重视的特点是，医生们总是集中注意于症状和诊断，心理治疗者也类似地重视病人或来访者的心理问题，而系统理论要求特别重视系统及其成员的潜能或可供利用的资源。这种**资源取向**是一种强有力的观点。因为问题的解决总是要通过动员资源才能完成的。如果希望问题解决得彻底，调动一切可以利用的资源尤其必要。也有人把资源取向称之为健康取向，与疾病或障碍取向相对立。

系统理论提供一种新的视角来考察我们治疗者自己和病人或服务对象。在**初级控制论**里，观察者位于系统之外，他以旁观者的客观立场去观察某个自控系统。系统治疗者在治疗过程中实际上已经参加到系统中去了，治疗者既是观察者，同时又成为被观察的新系统中的一员。这种观察者同时又是操作者，与被观察的系统联系在一起的扩大了的新系统的控制论，有时叫作**次级控制论**。认识论涉及的是支配我们认识的操作规则，也就是关于如何获取、组织、评价和使用知识的规则。因此，在学习系统理论和治疗时，我们的认识论也得到了锻炼甚至改造。

本章的讨论主要涉及理论，为的是给心理治疗提供一种新的视角和思考框架。技术方面的介绍主要是为了帮助理解理论或说明理论，所以只限于少数举例，且较简单。当然，这也是本书的性质所决定的。

系统理论之最早的基础是萨利文、霍妮的理论框架，以及社会心理学的某些成果。系统理论发展了前人的思路和成果：个人如何塑造人际关系，人际关系又如何塑造个人。系统理论跟心理动力学说也有历史上的渊源关系，但系统理论对阻力（resistance）以及治疗者对阻力的反应也有新的解释。系统理论把更多的责任放在治疗者肩上，要求治疗者尽可能灵活地去适应病人，而不要去责怪病人不合作。

下面简单介绍系统理论的几个基本性的观点：

1. **个人牢牢地植根于较大的人际关系系统之中**。治疗性干预指向关系系统。较大的系统是高度复杂的组织，它包含许多子系统。例如，一对夫妻和他们的儿子以及丈夫的母亲，这样一个四口之家，有四个三人子系统，六个两人子系统。

每个子系统既是整体又是部分。整体与部分之间互相联系，不断发生相互作用和进行信息交流。子系统可以按多种特征（如代际、任务、性别、年龄、兴趣、等级等）与个人相联系。对任何个人都可以从他在子系统中的地位而获得较好的理解，也可以根据每个人在子系统中情感卷入的广度和深度而对个人进行描述。

2. **个人在系统中的行为是由相互交往模式塑造的**。对于系统治疗者来说，个人行为的意义是通过理解和考察系统内关系和相互作用而获得的。症状性行为的意义只有探索个人所在的系统才能弄清楚。关系系统可以涉及个人的源家庭（family of origin）、现在的职业或学校背景，以及其他重要的子系统。

3. **功能紊乱与系统内的环性作用模式相联系**。系统理论采用环性而非线性思维去描述症状表现和治疗过程。西方人习惯于还原主义，把现实分割成小的片段，例如，A 是 B 的原因。基于此，人们认为，丈夫的批评使妻子伤心。其实，事情远比这要复杂得多。也许，妻子正忙于某种家务，对孩子关心照顾较少，孩子便不免有些胡闹，这使丈夫恼火、发脾气，责怪妻子未管好孩子，妻子心情不好，对孩子的关心更少，孩子更加胡闹得厉害起来，如此等等。显然，这里的问题是，由三个人组成的整个系统出了问题，单纯追究某一个人的责任和精神健康状况，是很难使问题得到圆满解决的。要注意的是整个相互作用模式，而非某一个人。治疗者则必须持中立态度。孩子有欢蹦乱跳、载歌载舞、进行游戏的权利，他以胡闹的形式吸引父母的注意也是可以理解的行为。丈夫要看书写作，需要安静的环境，这种需要合情合理。因他的需要得不到满足而恼火、生气，也是情理中事。妻子有照料关心孩子的义务。其实，她何尝不喜欢和孩子在一起做比较文明安静的游戏，但是，她没有分身术，许多家务事她也不能不管。因此，必须把焦点从个人的动机、目的转移到行为的效应上，并且用环性作用模式对系统中出现的问题加以理解。当然，既然对系统的活动进行干预，治疗者就已经参加到了系统之中，因此，治疗者必须把自己也看作系统中的一员。如果治疗者照料、关心孩子，使他安静下来，或者，代替母亲去做家务，使母亲脱开身去陪伴孩子，问题可以得到暂时的缓解；但这样做，治疗者只起了保姆的作用，而治疗者一旦离开这个系统，问题还会再度发生。因此，治疗者的任务首先是帮助这个系统的成员（主要是夫妻）弄清楚系统内相互作用的模式，并共同商讨如何改变相互作用模式。

个人心理反映社会现象。心理问题可以视为人际相互作用模式的问题。这种理论把治疗性干预引向系统中的人际关系模式，而不是某一个人或某一个症状，对人际作用取环路观点。显露症状的人是贴上病人标签的人，也就是本人和 / 或别人把他视为病人的人。K. 汤姆（Kail Tomm，1984）建议用"**显示**（to show）"代替"**是**（to be）"，例如，把"父亲是焦急的"改为"父亲显示焦急"。前者使我们去追究父亲这个人和他的内心活动，后者使我们去考察系统：父亲的周围发生了什么事使他显示焦急？父亲显示的焦急在系统内其他成员间造成了什么效应？其他成员的反应又引起了什么效应？如此等等。

系统治疗者考察系统的下述能力：

1. 定义角色的能力。具体地说，在一定处境下，每个成员的权利和义务是什么？明确不明确？本人和别人认为合理不合理？处境改变时有无重新定义角色的能力？

2. 解决问题的能力。发现问题，商讨对策，做出决定，执行决定，有效性，等等。

3. 按发育和处境变化调整内部的能力。这主要涉及子女逐渐长大如何调整关系，经济情况变化（收入增减），有人患病，等等。

4. 平衡"分开"和"聚集"的能力。"分开"指每一个人单独活动，"聚集"指大家在一起活动。

5. 处理权力的能力。J. Haley 认为，婚姻冲突的焦点问题就是配偶之间的权力斗争。

6. 维持分界线的能力。既有子系统（如夫妻）的分界线，也有个人的分界线。

治疗者的工作是设计新的行为模式代替功能紊乱中已有的环性互相强化的作用模式。

系统治疗已经发展了多种治疗策略。本章简单介绍 3 种主要的治疗策略：代间治疗，结构治疗，策略治疗。

代间治疗

代间治疗（intergenerational therapy）的前期工作总结在鲍文（M. Bowen）的著作中（*Family Therapy and Clinical Practice*，1978）。

鲍文认为，家庭问题通常来自他们的源家庭。刚结婚组成新家庭时，夫妻二人过去在源家庭中的困难往往大为减轻但并未解决：由于家庭成员不能**分化**（differentiation），常采用**三角化**（triangulation）的办法对付困难，从而殃及下一代。这样一代一代往下传，直到问题跟家庭粘在一起，而家庭也就围绕着这个问题转，这就逐渐成为所谓症状了。

病人或者功能过分（over-functioning），或者功能不足（under-functioning），并且在家庭内几乎没有采取不同功能的自由。病人可以"特别有出息"，也可以是"废物一个"，但这两种情况都是三角化的表现。

鲍文认为，一个家庭不能把"分开"（个人单独活动）和"聚集"（大家在一起活动）这两种力量或趋势加以平衡，症状就会发生。个人能对这两种力量进行平衡就叫作分化。一个分化良好的人能够在"分开"和"聚集"这两种力量间取得最佳平衡。这种人具有坚强的自我感，既具有独立自主精神，又善于与人结成亲密关系。

分化意味着：

1. 在焦虑系统中保持相对不焦虑的能力。

2. 对自己的前途和目前的情绪能承担最大责任。

3. 在面临危机时有丰富的行为储备可供选用。

4. 分化与各自为政不是一回事。分化意味着互相依存的能力，并且在与别人保持密切联系的同时仍有完整坚实的"我"。他能在关系系统中考虑自己的情感，做出行动决定。他不屈从于别人的情感压力（顺随着压力去思考和行动），而能清楚地划出自我和别人的分界线。

分化不足的人体验着"融合（fusion）"。分化愈不足，融合愈甚，"聚集"的力量对个人功能的影响愈大。融合表现为对被人赞赏之强烈需要。因为只有别人的赞赏，才能使他暂时体验到"我"。这种人可有明显的依赖，也可以从"密切之风险"中退缩。他也可以在情绪上走相反的方向，似乎故意惹人反感，跟别人的希望唱反调。这些都是对抗"聚集"的某种方式。"融合"表现为人己界限不清，也表现为理智和情感互相干扰，以致对己对人取非现实的评价（过高或过低）。

融合者易受伤害，特别不能忍受焦虑。一旦体验焦虑，这种人不是跟人切断情感联系，就是"三角化"而跟别人更加融合。

三角化，指二人关系发生困难时跟另一个人、某种物品或某种活动融合，以减轻焦虑和不快。对另一个人投入情感可以是正性的（如友好的、爱恋的情感），也可以是负性的（如迁怒、嫉妒、怨恨等）。把孩子带进成人冲突之中，这在三角化是常见的。

除了三角化以外，拉开距离（distancing）也是缓和冲突和减轻不快感的一种常用办法。

所有这些不良的处理人际困难的行为模式，据鲍文说，都来自源家庭。鲍文称之为"重复"或"复制"。

治疗在于提高病人的分化水平，主要技术有以下几种：

1. 帮助病人获得和增长关于他自己和他所在系统的知识，以促进病人改善自己和他人的关系。

2. 教给病人既不用三角化也不用拉开距离的办法去处理焦虑。原则是，二人关系问题在改善二人相互作用中去解决；首先改变自己的行为模式，以促使对方也随之而改变。

3. 在病人对家庭这个系统内部的相互作用模式有了一些了解后，请病人在适当的时机去拜访源家庭。

最后应该强调一下治疗者的活动原则：不被某人拉入三角化之中，也不被某人融合。

结构治疗

结构治疗（structural therapy）是家庭治疗的所谓第二次浪潮的主帅 S. Minuchin 提出来的[*]。

治疗的主要目标是，帮助家庭发展一种内在的结构或组织，使成员有归属感，同时又允许成员保持各自的个体化（individuation）。

最佳家庭结构必须有灵活性，以适应环境的变化。此外，家庭必须有足够的凝聚力，否则，成员就没有归属感。

当家庭缺乏足够的替换模式（即可以随内外处境之改变而改变模式）时，因为没有解决冲突的交往模式，症状便会发生。

好的家庭结构有清楚的分界线或规则，用以确定每一个子系统中个人如何参与。夫妻之间应有封闭界线以保护个人的隐私。在亲子子系统中，也应有分界线，以促进孩子的个体化而又不妨碍父母对孩子的照料。同胞子系统本身有其分界线，并且按等级制组织起来。这样，孩子们可按年龄、性别各承担一定的义务和享有一定的特权（由所谓家庭文化所决定）。核心家庭的界线理应受到外人的尊重。

治疗者的作用是，评定家庭结构，重新设计使之接近"理想模型"。一旦家

---

[*] 见《家庭与家庭治疗》（*Families and Family Therapy*，1974）和《家庭治疗技术》（*Family Therapy Techniques*，1981）。此两书均由哈佛大学出版社出版。

庭结构走向"理想模型",症状便趋于消失。

治疗者加入家庭里,勾画出家庭结构蓝图,指出若干重要因素,如在联合(coalition)中的个人角色,界线的性质,子系统如何组织,等等。通过参与家庭活动,治疗者进行工作。

家庭里已经确立的交往模式支持着家庭结构,同时,交往模式也是家庭结构的指标(indicator)。

结构治疗主要有三种策略:

一、针对症状

对家庭关于问题的观点进行"**重构**(reframing)"。这往往能消除误解,把表面上消极的行为和言语变成有积极含义的行为和言语。治疗者力图弄清楚问题在家庭中起的作用,例如,一男孩子对母亲生气就在地板上小便,治疗者为这个男孩找到另一种对母亲表达不满的方式,使母亲很容易就理解孩子的情绪及其根源,孩子的不满也就容易消除了。

治疗者要弄清楚家庭成员对某个问题情绪卷入的程度,症状对每个成员的意义,症状在同胞子系统及父母子系统中各起什么作用。症状常常需要重新定义(描述),重新定义可以打开一个新的视野:夫妻间存在某种矛盾,父子间有距离,某儿子在同胞中曾享有特权。当成员们看清楚了过去看不清楚的令人不快的事,便感到有办法解决问题,心情有所改善,变得更加关心整个家庭,同时也感到前途有了希望。

"重构"可以用来对付阻力:

1. 把病态行为视为在某种特殊情况下"很有用处、很好的"害怕和逃遁,不冒不必要的风险或避开危险。在不少情况下,女病人的"无望感、无能感"可以让它继续存在,这可以给丈夫提供一种机会,让他显示坚强有力和关心、保护妻子的男子汉气概;如果力图改变女病人(往往是表面的),反而有可能给家庭带来不利。

2. 提供新的理解和解释：

把对亲人生气理解为对亲人特别关心；

把被动解释为接受、逆来顺受；

把僵持解释为等待时机；

把无所作为解释为寻找更适合自己的行为方式；

把社会性退缩解释为保全自己的独立性。

3. 把禁忌考虑改变为权利考虑。"找对象怕父母不喜欢"可以重构为"主动去了解父母的最低要求"。

4. 把抱怨转变为个人需要的直率表达。

二、针对家庭结构

通俗地说，就是要建"桥"，要筑"墙"。"桥"促进交流和沟通，"墙"就是划清个人或子系统的权利界线。帮助成员们看到"分开"和"聚集"二者之间的互补性，促使成员们主动地平衡二者。

许多关系冲突涉及"过分从属（over-affiliation）"或者"从属不够（under-affiliation）"，治疗便是一种调整和监测成员间"接近和远离（proximity and distance）"的过程。

三、针对家庭现实

交往模式取决于并且包含着人们体验现实的方式（the way people experience reality），要改变所体验的现实，就要改变交往模式。

治疗者搜集资料，重新组织资料，然后，在向家庭呈现资料时，帮助成员以另一种不同的方式去体验自己和别人的关系，新的交往模式的形成便成为可能。

策略治疗

策略治疗（strategic therapy）是 P. Watzlawick 等人[*]提出来的，它把焦点放在"问题"上，把"问题"看作处理的单位。要弄清楚的是，系统如何围绕一个问题而组织起来并且把这个问题维持下去。大多数问题包含由一定模式化行为自我强化的一个循环圈。围绕问题的行为序列往往涉及病人所在系统的若干人。

基本假设是：症状是错误的观念和误导的行为造成的结果。通俗地说，本来是一种普通困难，大多数人都可能碰到过或很可能会碰到，然而，通过所谓"解决"，困难变成了"问题"（症状），反复"解决"，"问题"便持续存在下去。

当碰到普通困难时，其所以变成"问题"，或者持续存在，常见的原因有以下三种情况：

1. 未能及时采取必要的行动。似乎什么事也没有，根本不在乎。例如，孩子整天读书，不游戏，不跟同龄人交往，父母不认为是个问题，时间长了，便成为症状（"问题"）。又例如，孩子过分依赖父母，父母并不认为这是需要及时矫正的不良行为模式，反而认为孩子乖、听话、老实，是个好孩子。到了一定年龄，再怎么鼓励、教育他要自力更生，也都晚了，不起作用了。

2. 不应该采取的行动却采取了。通常基于这样的假设："不应该这样！"例如，儿童顽皮淘气，父母反复教训、斥责，非叫他规规矩矩不可，结果可想而知。又例如，青春期对异性发生兴趣，父母严加斥责、辱骂，甚至限制自由，连普通有恋爱内容的小说、电视都不许看，结果造成严重的性压抑和不健康甚至病态的性心理、性行为。

---

[*] 见 *Change：Principles of Problem Formation and Problem Solution*，New York，Norton，1974。

3. **采取了不恰当的行动**。之所以不恰当，是由于行动系基于常识而不适合比较特殊的情况。例如，某人因故一段时期心情不好，家人用各种办法想使他高兴，但他高兴不起来，结果心情更加不好。家人看不见，病人也说不清，他们的帮助意味着一种要求，要求他高兴起来，但是他做不到。本来，病人只是一种短暂的心情低落，不久会自然缓解，可由于达不到家人的期望而产生了失败感、无能感，甚至感到对不起全家人如此殷切的关怀，内疚也跟着出现了。终于，变成了足够诊断标准的抑郁症，且迁延不愈。这是所谓好心办坏事的一个突出的例子，但类似这样的情况在家庭里并不少见。

治疗者的任务是，想办法改变家庭中反复发生的**行为序列**，因为正是这种行为模式使普通的困难变成了"问题"，并且使"问题"持续存在。

治疗是指导性的，如为家庭指定任务、作业，并且督促执行，检查成效，与家庭讨论，总结经验教训，进一步提高。

治疗带有实用性，也就是说，只要有效，什么技术都可以采用，无须顾及理论。

一般地，治疗分四步：

第1步，用具体的日常词汇给问题下一个清楚的定义，目的是为了确定问题对病人的意义。这种意义因人而异，即，意义是个人化的和特殊的。

第2步，调查了解已采用过的企图解决问题的办法，也就可以弄清楚问题是如何形成的、如何持续下来的：不良的解决问题之行为制造了并维持着问题。必须弄清楚什么样的改变是不该企图的。维持问题的行为必须停止。

第3步，制订要达到的蓝图。对可以达到的目标必须给予肯定。例如，某种慢性病要根治大概不可能，但病人如何较好地对待、处理它，是完全可以办得到的。

第4步，计划的执行或实施，引起改变。

由于病人往往采用过一种或几种办法企图解决问题，而且这些办法在病人看来是合情合理的，因此，治疗者的建议显得奇怪而不合理。必须利用病人心目中的现实向病人展示新做法的好处，否则，病人便不会接受指导。

若病人动机强烈而阻力小，事情往往比较容易办，效果也好。但是，策略治疗最负盛名的是它对拒绝改变者的有效干预。

典型的技术是与病人沟通，通过讲故事、寓言，务求对病人有充分的了解。

技术的特殊之处在于故意"反着来"，如请病人设法引起一次焦虑发作［所谓悖论干预（paradoxical intervention）］，或者，劝病人不要改变［所谓保持症状的策略（restraining strategy）］，或者，接受并夸大病人的处境，比如说明处境比病人想象的也许会更坏，所以病人的悲观是有道理的［所谓症状有积极意义（positively conoting symptom）］。不过，这些做法必须审慎地"重构"，务必适合病人所提供的实际资料，这样才有可能使病人对"现实"产生新的看法。

20 世纪 80 年代出现了所谓**建构主义**（constructivism），焦点从"问题"转移到了病人自认的问题之前提。理论带有相对主义色彩，G. Kelly 的**个人建构学说**（personal construct theory）起了重大作用。治疗者和病人互相讨论双方的"故事"，治疗者力图去理解病人的"饱含着问题的故事"。通常，病人的前提是狭窄的和悲观的，这就塑造了他们的生活，并且制造了僵化而无效的解决问题之各种努力。治疗的目标是对一个新的故事达成共识（对现实之新的理解和解释），病人用新的强有力的方式重新描述自己的故事。这就意味着随之而来的是新的处理问题的态度和方法。

建构主义的具体做法有若干种变异。这里只举一个例子。

某女病人吃得多，声称控制不住，很苦恼。治疗者请病人回顾性地描述整个故事，反复请她仔细回忆有没有例外。病人想起，曾经有过一星期之久的时间，因为和一些朋友们玩得很开心，结果自然就吃得不多，而当时并没有蓄意要控制进食。治疗者要求病人集中注意于"例外"（问题不发生，成功地处理了问题），扩大成功的方式和途径：多与人交往，尽量活得开心，而不是在限制进食上想办法。病人接受了这个建议，果然有效地解决了进食多的苦恼问题。

有人称此为**外化技术**（externalizing technique），意思是说，比如在此例子中，问题是关于进食的，却在与吃无关的别的方面去寻找解决问题的途径。

第七章　心理治疗理论

当今世界上的心理治疗有很多种，它们的理论各异，每一种所采用的技术也往往不是单一的。治疗技术之实际操作不可能单纯通过阅读而掌握，讨论操作细节也不是本书的任务。初学者通常从师于某一专门治疗家，务求掌握一种专门的心理治疗，包括理论和实践，但同时了解各种不同理论的要点和各种技术概念却是必要的。

精神分析

一、心理治疗的起源和发展

现代心理治疗是从西格蒙德·弗洛伊德创始的精神分析开始的，时在 19 世纪末。因此，现代心理治疗已有一百多年的历史。从后面的介绍就会看到，除行为治疗以外，其他各种心理治疗大多直接源于精神分析或深受精神分析的影响。狭义的精神分析指一种特殊的心理治疗实践及其所蕴含的理论假设，广义的精神分析指一种特殊的心理学甚至超出心理学范围的理论系统。但不论含义的广狭，都与弗洛伊德本人直接相联系。其他人对弗洛伊德理论和实践之修正或变通引申，便不是严格意义的精神分析。因此，不妨称本节为**经典的精神分析**。

精神分析起源于弗洛伊德和布洛伊尔（Breuer）对一位歇斯底里女病人的催

眠治疗。病人在治疗中的表现引起了弗洛伊德强烈的兴趣，激发了他的创造性想象和理论思考。他开始放弃催眠而自创新的治疗方法，在实践中逐渐发展了他的理论。这种新的治疗方法和理论便是精神分析。

初期，弗洛伊德提出了**心理的地形学说**（topographical theory of the mind）。他将心理分为**无意识**（the unconscious）、**前意识**（preconscious）和**意识**三大区域。

无意识的概念并不是弗洛伊德首先提出来的。这个概念的历史可参看 M. Prince 所著的《无意识》（*The Unconscious*，1916）一书。但是，弗洛伊德赋予了无意识以独特的含义，他视无意识为一心理之实体，并且强调意识是由无意识所决定。最好的说明是弗洛伊德本人的比喻：他把无意识比作摄影的底片，而意识则是这底片冲洗出来的照片[*]。

与此同时，自由联想和梦的解释成为精神分析的主要方法或手段。移情概念和独特的本能学说也发表了。

后来，学说进入所谓结构时期（structure period）。弗洛伊德将人的心理视为由自我（ego）、他我（德文 das Es，英文 id，此词的本义为"它"）和超我（the superego）所构成。

1936 年，为了纪念父亲 80 寿辰，弗洛伊德的女儿安娜（Anna Freud）出版了《自我及其防御机制》一书。这本书的出版标志着**自我心理学**（ego psychology）研究的开端，以及自我取向的心理治疗（ego-oriented psychotherapy）之发展。但它们成为一种成熟的理论和技术那是弗洛伊德去世以后的事了。

二、本能学说

在介绍作为一种治疗方法的精神分析以前，先简单介绍一下弗洛伊德的本能学说。

---

[*] 见《精神分析引论》，商务印书馆，1984 年，第 232 页。

性驱力之全部能量，弗洛伊德称之为力比多（libido）。由于"死亡本能"是弗洛伊德晚年才提出来的，所以一般将攻击本能也视为力比多之一种表现。

按与客体（object）的关系而言，性的发育有下述五个阶段（stages）：

1. 躯体阶段（autoerotic or somatogenic stage），从出生起到 3 岁左右。

2. 自恋阶段（narcissistic stage），大约从 3 岁到 6 岁。

3. 同性恋阶段（homoerotic stage），大约从 6 岁到青春期。

4. 异性恋阶段（heteroerotic or altrigenderistic stage），即青春期。

5. 成熟阶段（stage of maturity or alloerotic stage），青春期以后。

按性驱力本身之变化而言，力比多本身经历不同的时期才完成全部发育过程。总的说，可分为三个时期（phases）。

1. 超我前性欲期（phase of pre-superego sexuality），大约从出生到 6 岁左右，又可再分为 3 期：

（1）口腔期（oral phase），出生到 2 岁。

（2）肛门期（anal phase），大约 2～4 岁。

（3）阴茎期（phallic phase），大约 4～6 岁。女孩没有阴茎，那该怎么说呢？天下事难不倒弗洛伊德。所谓女孩阴茎（girl phallus）指的是，阴茎之无意识的象征性等价物。

2. 潜伏期（phase of latency），大约从 6 岁到青春期。

3. 生殖期（phase of genitality），青春期以及成熟期。

在弗洛伊德心目中，整个心理之发育也就是（至少主要是或起决定作用的是）性本能之发育。弗洛伊德视他的关于性的学说为他全部学说之核心部分之一。因此，这是理解精神分析之必要的知识。

三、精神分析方法*

（一）准备阶段

在正式开始分析以前，有必不可少的准备阶段，在这段时间里，分析者要做以下的事：

1. 确定病人是不是可分析的（analyzable），这相当于一般医生的诊断和确定某病人是否是某治疗的适应证。弗洛伊德规定的细节这里不介绍。根本无法进行言语沟通的病人显然不适合于精神分析治疗。病人对情感的冲击必须具有一定程度的承受能力，否则，一分析病人就爆发冲动性攻击行为，分析者岂不是搬起石头砸自己的脚。当然，病人还得有改变自己的动机，尽管相当脆弱，这动机总得有，换言之，毫无改变自己之动机的人不适合于分析。至于病人相信不相信精神分析，弗洛伊德认为那倒不碍事儿，只要病人按时按规定接受分析就行。

2. 分析者要把对病人的要求向病人说清楚，这样，病人才知道躺在躺椅上如何做。分析者须将自由联想是怎么回事告诉病人。通俗地说，就是病人想到什么就说什么，尽可能做到诚实直率，无须字斟句酌，无须考虑前后是否连贯和是否符合逻辑，也无须考虑应不应该说和值不值得说，即使是偶然浮现的无关念头或荒唐的想法，也都把它说出来，那就最好。分析者得体谅病人，这样做，一开始病人会不习惯，做不到，那不要紧，也不必担心着急，慢慢地就会习惯起来。在自由联想开始前，弗洛伊德对病人说："我必须对你有很多的了解才能对你说些什么，所以先请你把所知道的有关你自己的情况告诉我。"

3. 在正式分析前，一定要向病人说清楚，病人在治疗过程中会遇到困难，需

---

* 在本书第二部分介绍了精神分析的重要技术性理念，包括对质、澄清、解释、领悟、修通，详见第九章第五节。

做出一定的牺牲。弗洛伊德认为，病人还没有想好以前，不要开始分析，这比分析到半截病人感到上当受骗（至少是付出太多而获益太少）要好得多。病人常在正式分析前就问：我的病治多久才能好？弗洛伊德喜欢用伊索寓言里哲人回答旅行者的话对病人说："往前走！"因为只有弄清楚了旅行者走路的速度，哲人才能估计到达目的地所需要的时间。分析者不能强求病人，病人有权随时中止治疗。但弗洛伊德事先向病人明言，半途中止治疗是不会有成效的，有可能像外科手术只做一半那样陷病人于狼狈的境地。至于治疗的疗效如何，弗洛伊德照例说，事先无法做出可靠的预测，或者说，一切主要取决于病人的努力。

4. 与病人签订治疗合同：日程、时间、费用。弗洛伊德的精神分析是长程的，通常至少一年，分析三年五载的也很多。开始时，每周分析五次，每次50分钟，所以合同规定很具体，某天从几点几分至几点几分。通常至少先预交三个月的费用。顺便一提，精神分析的费用是昂贵的，当年弗洛伊德的治疗对象都是有钱人，尤其是既有钱又不工作的贵妇人，费用和时间都不成问题。

（二）倾听，自由联想，解释

分析者的工作是：倾听，耐心专心地听病人说话；病人说得够多了，分析者便把零星的材料联系起来加以理解；理解得相当深了，分析者便根据他的理解试着与病人沟通，也就是帮助或促进病人的自我理解。当然，在倾听过程中，分析者偶尔也简单地插话，表示听清了，或提醒病人，或做简要的指点。总之，分析者花在倾听和思考上的时间和功夫远比对病人说话花的要多，尤其是在分析的开始阶段。

自由联想的方法现在已很少有心理治疗者采用了，但给病人提供畅所欲言的机会，以及倾听的原则，却是心理治疗者公认的必要方法或手段。

弗洛伊德家里有一间专门用来给病人进行精神分析的房间。这意味着，精神分析是在门诊进行的。显然，住院进行心理治疗容易助长病人的依赖心理，而门诊治疗则可维持和促进病人求治的动机。

弗洛伊德对解释是十分审慎的。他说："只有当病人已经走近解释，只差一步就可以抓住解释而够不着的时候，给病人点明，才是恰当的。"这很符合我国的古训："不愤不启，不悱不发。"（《论语·述而》）"引而不发，跃如也。"（《孟子·尽心上》）

（三）移情

弗洛伊德与布洛伊尔（1895）合作治疗歇斯底里时，认为无意识的东西一旦变成意识的，症状就会消失。采用自由联想后，弗洛伊德称此为他早期的理智主义观点。这时，重点已由"知道"移到了阻力（resistance）："意识的知识，即使此后不再被逐出意识之外，对阻力也是无能为力的。"因为病人缺乏对抗阻力之足够的力量。这种力量从何而来？弗洛伊德认为，只有来自移情。

"移情本身常足以消除症状，但只是短暂的，移情持续多久症状便消失多久。在这种情况下，治疗只不过是暗示，根本不是精神分析。只有当移情的力量已经用来克服阻力，才有资格叫作精神分析。"*

在《精神分析运动的历史》（见《弗洛伊德全集》标准版第 14 卷，第 1 ～ 66 页）一文里，弗洛伊德写道："任何研究路线，只要它承认移情和阻力并且把它们作为工作的出发点，那么，它就有权自称为精神分析，即使得出了与我本人不同的结果。"

可见，移情和阻力是精神分析（指经典的）这种治疗的两个关键性的技术概念。

在精神分析的治疗过程中，病人把他的情感、思想和欲望投射于分析者的现象叫作移情。这样一来，分析者便成了病人过去的"客体"的代表或替代者。当病人对分析者非现实地给予过高过好的评价或爱上了分析者，叫作正移情

---

* 引自《论治疗的开始》，原载《弗洛伊德全集》标准版第 12 卷，第 121 ～ 144 页，最早发表于 1913 年。

（positive transference），而当病人在并无现实的恰当理由的情况下而不喜欢、厌恶、敌视、仇恨分析者，则叫作负移情（negative transference）。负移情当然对治疗不利，但正移情也不总是有利于精神分析之进行的。精神分析的一个要点，是要把固定在移情里的力量变成活动的和病人可以利用的力量。可见，精神分析是一个辩证的过程：既要培养移情，又要防止移情固定化。弗洛伊德的态度和做法是，只要不妨碍精神分析的进行和逐渐深入，对移情就不必干预，随它发展；一旦开始阻碍精神分析的进行，分析者就必须马上和病人"摊牌"，即对移情本身进行分析，使病人体会到这种情感只是过去某种情感之重复，也就是病态情感的重复。

这里有必要跳出精神分析的具体治疗处境来看看弗洛伊德对移情之一般性的观点。

1925 年，弗洛伊德在他的自传（《弗洛伊德全集》标准版第 20 卷，第 1 ～ 74 页）里写道："移情是人类心理的一种普遍现象，它决定所有医学治疗的成功，并且事实上支配着每个人与他的人类环境之间的整个联系。"实际上，早在 1909 年，在《精神分析五讲》（《弗洛伊德全集》标准版第 11 卷）里，弗洛伊德就认为"移情是无所不在的（the ubiquity of transference）"。这就是为什么在本书第一章里作者说所有重视心理治疗关系的观点都直接或间接来自弗洛伊德的理由。

如何处理移情，是精神分析的一个重要的技术性课题，本书不予细说。

（四）阻力

早在 1896 年，弗洛伊德在讨论慢性偏执性障碍的防御机制时，就提到了阻力（见《弗洛伊德全集》标准版第 3 卷）。

阻力系对精神分析而言。凡是来自病人的和妨碍分析进行下去的力量或因素，可统称之为阻力。病人主动求助于精神分析者，同时他又阻碍精神分析的进行和深入，这显然是病人心理冲突的一种表现。按精神分析的理论，病人借助于防御机制而形成症状，但这一过程同时又有缓解痛苦的作用。精神分析要去掉病态的防御机制，当然会遇到阻力。格林森（R. R. Greenson，1967）认为，精神分析区别于所有其他心理治疗的地方，就在于它对付阻力的特殊方法。精神分析的特殊之处在于，它启发和帮助病人自己去克服阻力，把从移情里释放出来的力量用以克服阻力。因此，要而言之，精神分析的特点在于，利用移情克服阻力。可见，克服阻力是贯穿于精神分析全过程的任务。

短程动力心理治疗

所谓短程，指整个疗程不超过半年或治疗次数不超过 50 次。

所谓动力（dynamic），指原则上采纳西格蒙德·弗洛伊德的基本观点，而所谓动力，即普通心理学的动机。

在方法上，最明显的是不再采用躺椅和自由联想，治疗者尽可能积极发挥作用。从表面上看，所采用的当面交谈方式，跟其他非动力的心理治疗（如认知治疗）并无区别。

治疗者的积极性主要体现在：

1. 尽快与病人发展心理治疗关系，建立共同参与的治疗同盟。

2. 与病人共同制订计划，在计划中确定要解决的一个或几个问题，这问题便叫作焦点（focus or foci）。焦点的选取当然有赖于治疗者对病人的了解，一般地说，焦点问题之解决有助于病人较容易地解决其他问题（一个或数个），而不允许相反的情况出现（解决某问题使其他问题变得更难解决，则某问题不能作为焦点），同时，焦点问题确实是病人关注的和认为相当重要的。

3. 移情一旦发生，治疗者便主动把事情加以澄清，向病人主动做出解释。

4. 计划制订后和焦点确定后，如果病人谈话有离开焦点的倾向，治疗者便主动把话题拉回来，这与自由联想是恰好相反的。

5. 只要有某些表现是病人承认或无法否认的，治疗者便对那些表现（言语、行为、情绪反应等）进行解释（防御、背后的冲突、情感等）。

6. 对于阻力，治疗者采取主动与病人交谈讨论的办法处理，即针对现象进一步探询，务求尽快澄清病人的观念和内心体验，使病人放弃该种方式的阻力。

7. 避免冷场。病人沉默时，治疗者用启发和提问的方式促使病人说话。

短程动力治疗有一定的适应证和禁忌证，因此，正式治疗前也需要一个准备阶段，即所谓尝试性治疗。病人的心理冲突适合于某些特殊技术是适应证的第一个条件。其次，病人应能够承受和面对某些情感冲击，即有相当强的自我，不至于因触及某些问题而陷入无法继续交谈下去的状态。病人对尝试性治疗做出积极的反应，也是适应治疗的一个指征。

禁忌证：防御削弱有可能导致自杀或危害他人，是主要的禁忌。常见禁忌证的表现有：有在困境下容易冲动的证据；有心因性精神病状态的历史；某些人格障碍（如边缘型、自恋型、冲动型、反社会型等）；酒或药物滥用者和依赖者；有任何一种精神病的历史者；在缺乏经常性支持的情况下病人便不能维持其日常必需的功能。

短程动力治疗的优点之一，是治疗技术的变异范围大，便于治疗者根据病人的情况从本人熟悉的技术中加以选用。

确实，"精神分析的黄金时代已经过去了"（《精神病学综合教科书》第4版，第1460页）。但经典精神分析的各种改良方法仍颇有市场，它的某些有效的技术更是广泛地被借用。各种短程心理治疗层出不穷，表明有效的方法是不会被抛弃的。

存在主义的心理治疗

一、存在主义哲学

如果把精神病理学分为两大理论系统：精神分析的和现象学的，那么，存在主义的心理治疗属于后者。

世界有两种基本存在形式：（1）自在的存在（being-in-it-self），包括所有非意识的存在；（2）自为的存在（being-for-it-self），指的就是人的意识。

自在的存在是被决定的，它谈不上任何自由。自为的存在是自在的存在之否定，实际上是无物或非物，即意识。意识的语音是自由，它的语汇是客观世界的形形色色，它的语法是责任。

桌子并非存在于意识之中，它是自在之物。意识中的桌子是人对桌子的知觉、表象或观念，总之是无物或非物，这是物的否定。假如意识是物的一种形态，那么，它就是被决定的，无自由可言的。意识内在地是空的，它什么物也没有。意识是开放性的和能动的，行动总是指向它的客体，因此，意识总是跟它的客体发生某种关系。理解意识，就是理解它和客体的关系，理解这种关系的过去和现在。

二、存在主义的心理病理学和治疗理念

要享有自由或体验到自由，就必须对自己负责任。在心理治疗中，责任和义务不是同义语，义务涉及他人，责任只涉及自己。一般地说，神经症病人是有义务感的，有时这种义务感是过于沉重的。神经症病人困境的根源在于，不接受自己，不愿意面对自己的错误、缺点或不完善（这是每个人都有的），不肯对它们

负责，同时却渴望自由。时间不可能倒流，已经实施的行为不可能一笔抹杀。神经症病人的"取消（undoing）"只不过是他们愿望的象征化和仪式化，聊以自慰或自欺罢了。即使是"一失足成千古恨"的行动，我也必须对它负完全责任。自欺欺人，怨天尤人，是无济于事的。正是由于神经症病人逃避责任，他们体验着不自由的苦果。自由是有风险的，不安全感归根到底即源于此。既要自由又不肯负责，这种完美主义的心理冲突是可以理解的。

一个人的意识并非决定论地取决于他的血肉之躯和周围的环境，心理治疗师必须完全切断病人意识与一切物之间的决定论的联系。心理治疗师如果对病人的意识取决定论观点，他对病人的态度就会是怜悯的或蔑视人性的或敷衍的，他的治疗充其量只能停留在"头痛医头，脚痛医脚"的水平，他对人性的理解就会是肤浅的和左右摇摆的。现象学研究旨在弄清楚意识与外在世界之间的可理解的联系（不是决定论的联系），可理解的联系体现着人的欲望、意向、意图以至整个意志。

意志的组织过程是前反思的、立即的、直接而生动的体验本身之结构化。在一个人觉察到某物或某人的那一瞬间，世界已经按他的意志组织了起来。一个人的情绪、心情和目标是意志地决定的，起组织作用的意志的来龙去脉也决定着一个人如何认识和评价处境。一个人的痛苦不可分割地与他的生存方式联结在一起，与他的意志不可分割地联结在一起。客观存在是混沌的，人的意志给它以意义，给它以评价，把它组织起来。但是，意志并不是已经浇铸成定形和凝固不变的，一个人一旦清楚地觉察到自己的存在和意志，他是可以自由地改变自己的，当然，这绝非没有风险和困难。害怕改变和风险势必陷人于无所作为之中。

因此，心理治疗的首先而主要的工作，是澄清病人对意识的体验。这在病人那一方面来说，便是意识扩大性自我探索（consciousness-expanding self-exploration）。用德语学者的术语说，神经症病人过分关注人际世界（Mitwelt），而忽视了自己的世界（Eigenwelt）。心理治疗师的任务之一是帮助病人觉察他的"亲在（Dasein）"。病人的责任是忠实于自己，而他的任务是，在治疗性交谈中，逐渐用尽可能确切的语言表述自己的体验。只有用确切的语言表述自己，才能充分理解自己。神经症病人的困难往往恰好就在这里：他们苦于"不知从何说起"，"无法形容"，感到"思想混乱"，"不知道自己究竟需要什么和追求什么"，等等。分析是有用的，但它只是理解的准备，而不是理解本身，因为意识的体验是整体性的。

小孩从来不说"我有生气的情绪"，而说"我不喜欢你"。前者是回顾性陈述，后者是体验的直接表达。神经症病人倾向于回顾，而回避情感体验的直接表达。现在的真实情感是与关系人直接联系着的，它指向某一关系人。神经症病人逃避他对现实情感的责任，现在的情感遂不断沉积在过去的事件上。这样一来，病人成为被过去缠住而无法脱身的人。结果，病人的积怨很容易指向一位并没有得罪他的人，而他的积爱则很容易指向一位他并不怎么理解的人，连他自己也莫名其妙。

存在主义心理治疗强调治疗者和病人双方的参与和情感卷入，强调个人与个人之间的沟通。这里有两个要点：

1. 病人不仅是意识到某事，而且是要按某事的本来面目加以意识，这就是说，过去了的事还得以其当时所具有的活生生的情感体验重现于意识，病人与某人的关系要如同某人就在眼前一样去描述。这常常并非是轻松愉快的事。

2. 语言的描述使病人对意识体验的觉察具有象征性，但这不是个人所特有的象征，而是"我们的"象征，因为语言是约定俗成的。这就是说，意识不仅是意志的，同时也是主体与主体之间的。意识体验的觉察通过语言的表达成为"我们的"共同觉察，这在治疗者便是投情性理解（empathic understanding）。

神经症病人往往重视占有而忽视体验，这在第五章已经讨论过，此处不再重复。

三、存在主义心理治疗的技术

关于治疗技术，只能概念地略加介绍。

总的说，从存在主义者的著作中去寻找心理治疗的技术细节，那是难免要失望的。这不仅由于这种远比精神分析晚出现的治疗实施的时间还不长且流行范围不很广，还没有形成一套详备的技术。更深刻的理由是，存在主义治疗是理解人的存在之一种途径或方式，而阻碍这种理解的主要障碍却是西方文化对技术的过分强调。如果把西方技术比作卷帙浩繁的天竺佛经，那么，存在主义的治疗便有点禅宗六祖不立文字的味道。

首先，治疗强调的是技术的灵活性。治疗者不同，采用的技术不同是合乎情理的。同一治疗者对于不同的病人和不同的情境，技术也应随之而变。存在主义者博斯（M. Boss）采用弗洛伊德式的躺椅和自由联想等技术。当然，大多数治疗采取晤谈的方式。

罗洛·梅（Rolo May）写道："弗洛伊德的治疗实践是对的，但他解释实践的学说都错了。"

以移情为例。并非病人把他对父母的情感移到了配偶或治疗者身上，毋宁说，神经症病人的心理发育在某些方面从来也没有超出婴幼儿特征性体验所局限的诸形式。因此，后来他用看父母的那副歪曲的"眼镜"来看配偶或治疗者，也就不足为奇。

再以阻抑和阻力为例。弗洛伊德把阻抑看作是与资产阶级道德相联系的产物。由于病人要保持他本人的形象能够被接受和认可，他就把他的思想、欲望等压了下去，因为这些思想、欲望不符合资产阶级道德规范。存在主义认为，冲突之根本性的问题在于，病人接受还是排斥他本人成长、发展的潜能或趋势。是什么东西使病人不接受他的潜能呢？这里可能涉及资产阶级道德，但也涉及更多的东西。这就引出有关自由的存在主义问题。在阻抑成为可能甚至可以想象以前，一个人一定得具有接受或排斥的某种可能性，即一定程度的自由。至于一个人是否觉察到这种自由，那是另一个问题，他也无须觉察到。所谓阻抑，就是使一个人觉察不到自由，因而阻抑具有动力机制的性质。可见，阻抑或否认某种自由，已经预先假定自由是一种可能。心理活动领域内的决定论，终归是一种继发性现象，并且这种决定论只在有限的范围内起作用。原发的问题是：一个人如何把他的自由跟生长、发展的潜能关联起来？阻抑只是关联的一种形式。

是什么使阻力这一现象成为可能的呢？回答是，病人有把自己沉溺于人际关系世界的过分趋势，这就使他滑进无名者群（the anonymous mass）中而成为"一般的人（das Mann）"，也就否定了个人的独特性和固有的潜能，而独特性和潜能是某一特定个人的"亲在"。从众心理是生活中阻力的一般形式，甚至连病人接受治疗者的解释和说教，这本身也可以是阻力的一种形式。

存在主义把所有动力机制都放在个人亲在的基础上。把病人的存在看作一种独特的亲在，病人的各种行为方式都是可以理解的，也都有了解释。

参与或卷入，意味着治疗师与病人之间的关系是现实的、真实的、切身的、休戚相关的，这是心理治疗起决定作用的因素。

把治疗失败归因于病人，并不总是正确的。那么，治疗者有什么错呢？这里，我们谈的不是任何技术性的失误，而是根本性的错误，即治疗者这个人没有完全人性的参与。

不能把参与跟治疗者对病人温情脉脉的态度混为一谈。参与取决于治疗者坚定地和一贯地把病人作为人对待的根本态度。"病人需要某种体验，而不是某种解释。"（F. Fromm-Reichmann 的话）。罗杰斯（Carl Rogers）是拥有这种才能的一位卓越的治疗者。据说，他能一下子就跟病人的内心世界发生直接的接触，使病人有深受感动的体验。

当然，强调治疗者与病人之间的关系，绝不意味着治疗可以简单化和有什么捷径可走，它并不能取代严格而全面的训练，也绝不排斥技术上的精益求精。对人的理解既非天赋，也不是什么神秘的直觉，更不是偶尔碰巧可以到手的东西。

我们强调的只是，专业知识再渊博，社交技巧再娴熟，如果不把病人看作和自己一样的人，知识技术都不起作用，甚至可能有害。

强调参与之现实和真实的品格，也不排斥弗洛伊德移情现象的真实性，问题在于如何正确理解和解释移情。个人与个人的直接对质（confrontation）可以是令人焦虑和紧张不安的。移情和接受移情完全有可能使双方都把自己的亲在隐藏在面具之后。

参与绝不意味着治疗者把他本人的观念或情感强加于病人。治疗者的作用是苏格拉底所谓的接生婆的作用，用现代术语来说便是触酶作用。

消除症状通常是病人求治的动机，而他们的困难也恰好就在这求治动机之中：症状似乎成了病人的存在，以致他们体验不到自己，体验不到自由，存在变得暗淡、模糊，自己的行动得不到自己的批准。治疗的目标就是要使病人体验到他自己，体验到自己的存在，体验到自由，而症状的消失只是一种副产品。

人们通常认为，病人对自己的觉察和领悟日益增长，他就会做出恰当的决定。其实，这只是一半真理，而另一半常被忽视。这另一半是，只有当病人正在做出决定，采取决定性的生活取向，并且沿着这个方向已经做了一些初步的决定以后，病人才会允许他接受自己和关于自己的知识。这里说的决定并不是"毕其功于一役"的一次跳跃，例如决定去登记结婚或决定弃医从商。这种跳跃是决定性生活取向的必要条件，但是，重大事件的跳跃只有在沿着同一方向做出了许多小的决定的基础上才是健康的，否则，它只不过是缺乏自知之明的盲目行动或冲动行为。

"决定"在这里意味着对存在的决定性态度，视决定为自己的选择，是自由的表现，也是对自己负责的表现。一句话，信守对自己的承诺。不少神经症病人一直到他们决定要怎么办时，才开始回忆起过去某些对他们特别重要的事件。人们常说，一个人的过去决定着他的现在和将来。这也只是一半真理。另一半真理是，一个人的现在和将来（他决定要怎么办）也"决定"着他的过去。也就是说，决定着他所能回忆的过去，决定着他对过去数不清的事件的选择，决定着他用什么价值观去组织过去的历史。历史学家说，人类总是在不断改写历史。对于个人来说，情况也是如此。

信守对爱的承诺，就是要经常重新决定爱的言语和行动。没有任何一次性的行动能够把对生活的承诺永远维持下去。神经症性不忠实于生活的主要特点，就是把流动性变成凝固性。生活所提出的问题没有任何外在的和超个人的解答。只有行动才能创造价值并将它注入世界。人生除了行动以外，别无他途，而每一具体的行动都是我的自由选择。因此，我有无法逃避的责任。唯一使人勇敢地活下去的是负责任的行动。现象学关于人生的断言并非宣扬悲观主义，而是为了清晰明确，它意味着坚韧，不愿意使自己迷惑和犹豫，不愿意无所作为地等待，不愿意怀抱美好的幻想。这样，倒使人得到安详（peace of mind）。

意识的萌生和消亡是现象学的极限问题，是不可穷究的。同时，现象学断言，人性不可能给予完全的定义。人有无限发展的可能性。心理治疗之最神圣的任务，就是促进人的成长和发展。对此，只要方向正确，一切文明的成果（包括各种治疗技术）都是可以利用的。

小组治疗

小组治疗（group therapy）* 始于 20 世纪初。普拉特（J. Pratt）医生于 1905 年在美国波士顿组织结核病人小组，是小组治疗的开端。在小组里，医生向病人讲解有关医学知识和疗养方法，支持、鼓励病人，解答病人提出的疑问。更重要的是，病人之间互相交谈，既交流有关医疗方面的看法和经验，也互相支持，促进心灵的沟通。这种活动对病人确实很有益处，因而获得广泛的认可。

美国精神分析协会创始人之一，伯罗（T. Burrow）采用精神分析的观点、方

---

* 也称团体治疗。

法组织小组治疗。此后，精神分析被广泛应用于小组治疗。

心理剧（psychodrama）也许要算是小组治疗中相当特殊的一种，但并不奇怪。戏剧的出现大概与文明的萌芽同时，也就是距今已有几千年的历史了。戏剧也许是心理卫生最古老最伟大的一项创举。现在，戏剧已经在全世界每个角落都可以见到。亚里士多德认为，戏剧有疏泄作用（catharisis），即把有碍健康的思想情绪发放出来，从而净化心灵。因此，现代心理治疗者用戏剧作为治疗手段，是完全可以理解的。

心理剧的创始人和推广者是摩伦诺（J. L. Moreno，1898—1974）。他原籍罗马尼亚，在维也纳学习和实践精神病学，1925 年移居美国。到美国不久，他便开始心理剧的实践。1934 年在纽约成立心理剧研究所，并建造了三层的圆形舞台。

心理剧的理论并不难懂，但指导病人却需要丰富的戏剧经验和特殊技巧。在所有小组治疗中，心理治疗者积极地参与到病人之中去，也许以心理剧为最。首先，病人［在心理剧中叫主角（protagonist）］需和心理治疗者个别交谈，以便治疗者详细了解病人的经历、人格、冲突和症状，这样才能为病人安排一定的剧情和帮助病人表演。当然，戏剧也可以由病人自己编排，甚至即兴表演。治疗者既是导演，又是剧中人，同时还做观众。小组其他成员之一扮演"辅助性或从属性自我（auxiliary ego）"，可以表现病人的过去或者现在的另一个侧面，或者是病人的将来。小组其他成员既可以参与到戏剧之中，也可以只做观众。病人通过动作显现（acting out）可以把压抑的能量大量释放出来，通过表演和观众的反应又可以加深对自己的理解，甚至探索到走出困境的方向和道路。即使是旁观者，这对发展一个人的投情（empathy）也大有好处。人不照镜子看不见自己的尊容，不理解别人的内心世界也就不可能理解自己的内心世界。

心理剧有很多特殊的技术，例如"角色变换（role reversal）"，病人扮演小组中的另一个人；又例如"镜子（mirror）"，由小组中的另一成员扮演病人，病人观看表演就像从镜子里看自己一样；如此等等。

小组治疗有很多种类。按指导的理论分类，有精神分析、来访者中心治疗、认知行为治疗、社会心理学理论，等等，当然也可以不止采用一种理论。有些小组治疗则只是经验的或支持性的，并无特殊理论。按成员的性质可分为两种，一种是同质小组（homogeneous group），即小组成员具有同样的综合征、主要症状或人格特质；另一种是异质小组（heterogeneous group），即成员情况各异。还可分为封闭的和开放的小组，前者自始至终组成成员不变，后者允许新成员随时加入，所以也叫作连续性小组（continuous group）。有些小组有"领导（leader）"或组长，他决定会谈的日程和讨论的主题等，有些小组则没有任何领导，治疗者也只是参与的成员之一，一切通过大家讨论做出决定。

1934 年，两名慢性嗜酒者（其中一名为医生）开始作为朋友而互相帮助戒酒。这就是"匿名者戒酒协会（Alcoholics Anonymous，简称 AA）"的发轫。这是一种同质的自助组织，并无特殊的领导或心理治疗者指导。现在这种小组已在世界很多地方广泛开展，并且已不限于戒酒，戒毒、戒烟等也有了类似组织。

与传统小组治疗不同的还有邂逅小组 *（encounter group），这是以来访者中心治疗为指导的一种小组治疗。

皮尔斯（F. Perlis）是格式塔心理治疗的创始人，他以其独特的观点和技巧来组织小组治疗，在美国颇为流行。

所谓 T 小组（T-group）即训练小组（training group），也叫敏感训练小组（sensitivity training group）。这是一种教育和心理治疗相结合的小组。通常有一位小组长，大家定期会面，目的是学会理解自己和别人，学会集体生活中的互相交往，了解组织的运作，并且通过小组对较大的社会系统也有所了解。通常并不带特殊理论色彩，可说是经验的和现实取向的。T 小组有时也叫作人类关系小组（human relations group）。

---

* 也称为会心团体。

家庭治疗

第二次世界大战以后，西方不少地方开始出现对家庭进行干预的心理治疗者。先驱工作者最著名的有阿克曼（Nathan Ackerman）、惠特克尔（Carl Whitaker）和鲍文（Murray Bowen），他们都是从精神分析开始职业生涯的。所谓帕洛阿尔托小组（Palo Alto 是旧金山湾西岸的一座城市，科研服务是该市的主要行业）的四位成员在家庭治疗史上享有盛誉，他们是：杰克逊（Don Jackson）、哈莱（Jay Haley）、萨提亚（Virginia Satir）和贝特逊（Gregory Bateson）。1962 年，《家庭过程》（*Family Process*）杂志的创刊标志着家庭治疗走向成熟。

尽管家庭治疗者原来所属的学派不同，观点各异，但系统理论（见本书第六章）终于成了大家公认的最重要的理论。这意味着，每位家庭治疗者都必须面对无情的事实：每个家庭有它自己的历史（可追溯到源家庭）和已经确立的动态结构，以及成员间的相互作用模式；成员们通常居住在一起，因此每天都在互相影响着，有精神障碍的也许只是某一位成员，但这位成员只不过是整个家庭有"病"的一种"症状"。

在正式进行家庭治疗以前，必须有一准备阶段，在这个阶段里，要做好几件事：

1. 家庭治疗者首先要设法解除他们的顾虑。家庭成员的担心和害怕包括：父母害怕因孩子出了问题而受到谴责；大家都害怕整个家庭被看做有"病"；害怕配偶会反对；担心公开讨论会给年轻一代的前途罩上阴影；等等。

2. 和每一位成员进行个别晤谈，了解每一位成员的个人情况和他认为对家庭来说最重要的或最关键性的问题是什么，以及希望达到什么目的。

3. 家庭治疗者根据所有成员所谈的情况，概括和推断出最可能为大家所接受的"最重要的家庭问题"和可能达到的目的。治疗者与所有成员要达成协议，协议包括：每一个成员都主动参与每一次家庭治疗，接受治疗者所建议的治疗方案，例如，主要要解决的是些什么问题，解决问题的程序（先讨论什么，后讨论什么），通常每周进行一次有治疗者参加的家庭讨论，整个疗程大约多长时间。一般地，每次讨论时间为 1.5 ～ 2 小时，而疗程的长短则取决于每个家庭的具体情况和所要达到的目的。

4. 任何一位家庭成员都不应该要求治疗者为个人保守"秘密"而不在家庭内公开，也许，例外只限于夫妻性生活不在子代中公开。

家庭治疗在与成员进行个别交谈时所遵循的原则与一般个别心理治疗无异，特殊之点只在于：（1）不在家庭内部为个人保守"秘密"；（2）治疗者把个人看作家庭这个系统的一个组成部分，更多地关心个人与家庭其他成员的关系或相互作用，而较少注意某些几乎纯属个人的事。

与个别交谈截然不同的是，治疗者参加家庭讨论时必须起主导作用，控制交谈的内容和方向，绝不能允许某一位家庭成员在讨论中起"垄断"或"独裁"作用，也不允许任何一位成员随意扯些无关的问题或事件。一个或几个成员有时难免情绪有些激动，但语言应该文明礼貌，否则，家庭治疗就会被迫中断。

不言而喻，家庭治疗者不能偏袒任何一方，也不能批评任何一方。

治疗技术的细节本书不讨论。最重要的技术概念是，在引导家庭发生改变时，必须时刻注意保持以下两方面的平衡：（1）把问题之解决集中于指向个人心理之外的家庭生活；（2）把问题之解决集中于指向个人的内心世界。这个平衡如果掌握不好，有可能使家庭矛盾从表面上看似乎解决了，但实际上却隐蔽得更深了，或者，以牺牲某个成员为代价而求得家庭的相安无事，或者，使家庭矛盾升级。家庭问题之合理的和真正的解决应该使所有成员受益，每个人对自己和对整个家庭两方面的理解和洞察都有所提高或深化。

近几年来，我国有两个常见的问题是需要家庭治疗的，一个是子女厌学引起父母严重不安和亲子不和，另一个是子女对父母实施暴力行为。困难在于，人们总是事情已经相当严重才求助于治疗者，并且"冰冻三尺，非一日之寒"，实际上问题早就已经存在了。对于这两种问题，通常是父母积极求助，而子女却并无改变自我的动机。因此，家庭治疗往往需要与个别心理治疗互相结合着进行。

有时，一个问题改善甚至解决了，另一个问题却变得严重而突出起来。家庭治疗者在准备阶段了解情况愈详细深入，愈有可能预见到这种变化，因而在制订家庭治疗计划时就有可能把整个治疗过程分为两个或更多的阶段。按计划结束治疗后一般还需要定期随访。

婚姻治疗

一、概述

对婚姻冲突进行干预或调解，也许跟人类婚姻制度同样古老。但在 20 世纪以前，干预者或调解者往往是大家庭的家长或与配偶同辈的亲人。由专业人员进行婚姻治疗完全是 20 世纪的新生事物。

专门的婚姻咨询开始于两次大战的间歇期，也就是 20 世纪二三十年代。1929 年在纽约市成立的婚姻咨询中心也许是最早的机构。第二次世界大战以后，婚姻治疗开始在西方迅速推广。

据西方专家估计，求助于个别心理治疗的人大约有一半是由于有婚姻障碍，另外还有四分之一除了个人的心理障碍外同时在婚姻上也存在困难。因此，可以说，与婚姻不满意相联系的情绪问题是所有情绪问题中最常见的情况。

所谓婚姻治疗，实际上有多种不同的治疗理论和技术，但共同之点在于，以夫妻双方之间的关系作为治疗对象，而目的在于使夫妻双方对婚姻感到较治疗前更为满意。

接受婚姻治疗的夫妻双方可以都没有可诊断的精神障碍，因此，婚姻治疗的对象，一般地说，不是某一位病人，而是夫妻之间的"关系"。当然，夫妻一方甚至双方患有某种无疑的精神障碍（如神经症）也不少见。所以，婚姻治疗的目的，可以只限于改善夫妻之间的关系，也可以是一箭双雕，既改善了夫妻关系，也治疗了某一位或两位病人。

如果婚姻治疗很可能由于某些彼此原来不知道的事情被公开于夫妻二人面前而导致离婚，那么，这就是婚姻治疗的禁忌证。不能轻信夫妻任何一方或双方在个别交谈中对治疗者说的绝不离婚的"保证"。只有治疗者在婚姻治疗前对夫妻二人都有详细而深入的了解，对婚姻关系的困难之根源有足够的了解，才能确定某对夫妻是否适于婚姻治疗。夫妻一方有同性恋但对方并不知道，一方隐瞒了某种犯罪行为，或隐瞒了婚外性关系，这些是最常见的禁忌证。

必须将婚姻治疗与性治疗（sex therapy）在概念上区别开来。如果一方或双方有性功能障碍，应该接受性治疗。

二、婚姻治疗种类

婚姻治疗有多种类型：

1. 个别心理治疗。只对夫妻之一方进行个别心理治疗，但目的在于改善病人与配偶之间的婚姻关系。

2. 同时性婚姻治疗。同一治疗者交替对夫妻进行个别心理治疗，目的在于改善二人之间的婚姻关系。

3. 协作性（collaborative）婚姻治疗。由两位心理治疗者执行，每一位治疗者只对夫妻的一方进行个别心理治疗，目的在于改善二人之间的婚姻关系。所谓协作，存在于两位心理治疗者之间，每次个别晤谈后即时将情况向另一心理治疗者传送，并且，两位心理治疗者共同讨论计划和对策。

4. 联合（conjoint）婚姻治疗。相同的心理治疗者同时与夫妻二人晤谈，目的在于改善婚姻关系。进行联合婚姻治疗的心理治疗师往往不止一人，有时由若干婚姻治疗师组成一个小组对夫妻进行治疗。这种方式据说在20世纪七八十年代的美国特别盛行，因为效果较好，但引起离婚的风险也较大。

5. 结合的（combined）婚姻治疗。即将上述协作性婚姻治疗和联合婚姻治疗结合起来，同时进行。

6. 配偶小组治疗。由两对或两对以上的夫妻组成小组，由一名或二名心理治疗者进行婚姻治疗，可以在进行中采用不同的小组组合形式。优点是一对夫妻的经验可以为其他夫妻所借鉴，互相启发，加强信心。

三、婚姻治疗理论和技术

婚姻治疗的理论和技术有多种：

1. 心理动力学理论。即西格蒙德·弗洛伊德的精神分析以及各种变通的理论。

2. 婚姻契约理论。这是萨格尔（Sager）所发展的理论。此处"契约"一词是指当事人对自己和配偶之一整套设想和期待，借助于它们可以改善婚姻关系。每一个契约都必须是明确的，并且对自己对配偶是对等的。按这种理论，婚姻困难或不满意是由于契约不明确或不对等，甚至当事人并没有清晰地认知到。按认知清晰的程度，契约有三种不同的水平：用言语清楚地向配偶说明了的；只存在于个人心里而未曾使配偶知道；当事人自己也并不清楚地知道，但根据婚姻关系不和或不满意的事实（双方的言语和行为）可以推断出当事人心里有如此这般的设想和期望。按这种理论，婚姻冲突源于双方的契约互相冲突，或者，至少一方的契约是未曾实现的，甚至是无法实现的。

3. 系统理论。详见第六章。

4. 行为婚姻治疗。这是以学习学说和社会性学习原理为指导，而把技术重点放在改变夫妻二人行为上的一种婚姻治疗。

四、婚姻类型

（一）婚姻类型的分类

1. 冲突习惯化婚姻。特征是经常争吵，气氛常是紧张的，似乎吵架一触即发，甚至一方给配偶使坏，制造困难。这种婚姻得以维持下去，通常要靠婚姻外的力量，特别是一方或双方的父母（即源家庭），也就是说，配偶依赖和效忠于源家庭。"凑合着过"也不少见。

2. 没有活力的婚姻。夫妻二人的生活都是愉快的，但愉快并不是来自配偶或夫妻关系，而是来自婚姻以外的活动，如职业活动、个人的兴趣爱好、社交活动等。

3. 充满活力的或完整的婚姻。夫妻对二人共同参与的活动满怀热情，对子女也都有深厚的亲子之爱。"完整"一语意味着夫妻二人共同参与的活动是多种多样、丰富多彩的。

（二）按人格类型分类

按人格类型还可以进行如下的婚姻分类：

1. 强迫型丈夫和寻求注意（或戏剧型）的妻子。

2. 被动依赖型丈夫和统治型妻子。

3. 偏执型丈夫或妻子和容易抑郁的妻子或丈夫。

4. 相互依赖的夫妻。

5. 神经症性妻子和能干的丈夫。

6. 双方都倾向于否认冲突，即不自觉地自欺欺人。

上述两种分类相当于精神障碍诊断分类之两种系统。确定一对配偶属于哪一类，也就相当于对治疗对象做出诊断，这对于婚姻治疗师是很有用处的。

保持稳定和谐的婚姻，最重要的也许是这两件事：一是双方都具有宽容的精神；二是双方都善于沟通，既善于理解对方，也善于表达自己的内心世界使对方理解。因此，治疗者不论采用何种理论和技术，培养夫妻双方的宽容精神和改善沟通能力总是重要的。

其他心理治疗

限于篇幅，本章不可能把常用的心理治疗都加以介绍。

行为治疗是一类很重要且常用的有效方法，已有一本写得相当详细而精彩的书：《行为矫正——原理与方法》（石林译），请读者参阅。**认知治疗**也有《认知疗法：基础与应用》（王建平审校）作专门介绍。所以，有关认知治疗和行为治疗，本章不再介绍。

本章的主要篇幅介绍了前述三类治疗：精神分析及其各种变种；存在主义的心理治疗；小组治疗（包括心理剧、家庭治疗和婚姻治疗）。这样的安排是有一定道理的。

经典的精神分析现在已经很少有人采用，但它的理论构想和治疗性技术概念已经广泛地渗透到了许多新近出现的治疗中。美国心理学家伯恩（E. Berne）于1957年首先提出的**沟通分析**（transactional analysis）虽然重视人与人的交往，似乎受行为治疗和社会心理学影响很大，但在理论构想中，它把个人心理分成"父母意识""儿童意识"和"成人意识"三部分，显然可以追溯到弗洛伊德的结构理论："父母意识"来源于"超我"，"儿童意识"来源于"他我"，"成人意识"来源于"自我"。因此，对精神分析有一定了解后，理解沟通分析是并不困难的。贝克（A. T. Beck）是认知治疗的权威之一，他在介绍"认知治疗"（见《精神病学综合教科书》第4版，1985，第1432页）时写道，认知治疗的理论有一部分源出现象学的心理学，也有一部分源出弗洛伊德，当然还有一部分来自认知心理学。提出**格式塔治疗**（Gestalt therapy）的皮尔斯（F. Perls）就自称原来是位"平庸的"精神分析者。维也纳精神病学家弗兰克尔（V. E. Frankl）创立**逻各斯治疗**（logotherapy），但他受弗洛伊德思想影响也很深。从这几个例子中就可以看出精神分析影响之深远和广泛了。

前面讨论的存在主义的心理治疗，是把它作为现象学的心理治疗的一个代表来介绍的。读者不难看出，罗杰斯的"来访者中心治疗"（client-centered psychotherapy）与存在主义的心理治疗有颇多相似或接近之处。逻各斯治疗也曾经叫作存在分析（existential analysis），只是为了避免误解，弗兰克尔后来才改变了它的名称。各种主要以人本主义思潮为基础或指导的心理治疗也都是现象学的。存在主义的心理治疗是唯一用一种哲学思潮的名称来命名的心理治疗，而这种哲学是值得心理治疗者关注的。

格拉塞尔（William Glasser）提出的"现实治疗（reality therapy）"也是一种新近出现的心理治疗。格拉塞尔受过精神分析训练。尽管他后来对精神分析提出了批评，但也不可能不受精神分析的影响。现实治疗是在矫正少年犯的心理和行为之实践中发展起来的，因此，格拉塞尔批评精神分析以及其他多种心理治疗回避了道德和责任问题，是容易理解的。格拉塞尔的基本假设是，所有需要心理治疗的人都否认现实，而且不能满足他们的根本性需要。与心理健康密切相关的根本性需要有：需要爱别人和被别人爱；需要在面对别人和自己时感到自己是有价值的。负责任也是现实治疗的一个关键概念，它的定义是：以不妨碍别人满足他们需要的方式去满足自己需要的能力。有精神障碍的人从来没有学会这种能力或者丧失了这种能力。这种强调面对现实和对自己负责，跟前面介绍的存在主义的心理治疗很有几分相似。事实上，格拉塞尔在与少年犯相处时，一旦病人感到他和治疗者共同卷入了同一问题之中，病人的责任感与对治疗者的信任就会同时萌生和发展起来。此后，教会病人面对现实和对自己负责任地行动，就不困难了。这种心理治疗并不需要治疗者有多么高深的理论素养，却要求治疗者有强烈的爱心。显然，这是我们比较容易接受的一种心理治疗，而它也可以归到现象学的心理治疗这一大类里。

小组治疗是相对于个别治疗而言的。精神分析、行为学说、现象学的精神病理学和社会心理学等在不同的小组治疗中起着大小不同的作用。因此，以有限的篇幅重点介绍小组治疗是恰当的。笔者相信，小组治疗在我国是大有发展前途的。

总之，从治疗形式上说，心理治疗不外个别的（individual）和小组的两种；而从理论上说，主要是四种：精神分析及其各种变通理论，认知和行为的心理学理论，现象学的理论，系统理论。

第八章　起作用的共同因素

概　述

夏特（T. E. Schacht）和斯特拉普（H. H. Strupp）在《精神病学综合教科书》（第 4 版，1985）中对如何评价心理治疗的问题做了很好的评述。他们在文章的最后指出，迄今为止，还不能结论性地证明，某些类型的心理治疗对某些类型的问题有独特的疗效。同时，大量研究证明，各种不同的心理治疗都是有效的，且总体疗效没有显著性差异。这就很自然地使人想到，不同的心理治疗之间可能具有若干起作用的共同因素，也许差别只在于，不同的心理治疗所强调与重视的因素有所不同罢了。

史密斯（D. Smith）于 1982 年发表了他对美国许多心理治疗者进行的调查，发现他们所采用的方法如下表：

治疗方法	在治疗者中的%	治疗方法	在治疗者中的%
任选治疗	41	来访者中心治疗	9
精神分析	11	行为治疗	7
认知行为治疗	10	其他各种治疗	22

　　所谓任选治疗（eclectic therapies），是指治疗者根据病人以及其他方面的情况酌情选择一种或几种适当的方法进行的心理治疗。马然（A. R. Mahrer）在 1989 年出版了一本书，名为《各种心理治疗的整合》（*The Integration of Psychotherapies*）。书中举了很多事实，说明各种心理治疗在理论上和实践技术上都有强烈的走向整合的趋势。前面的统计表中，采用任选治疗的心理治疗者高达 41%，遥遥领先于其他几种专门而单一的治疗，也可以间接地说明这一点。一位经常采用任选治疗的心理治疗者，在他的头脑中，各种不同的理论势必互相影响而趋于整合。至于技术的应用，兼采众家之长是合情合理的。

　　精神分析和现象学在理论上大相径庭，但细察两位持不同理论者在与病人晤谈中所使用的技术，却往往有惊人的相似之处。医学学生以为精神分析就是向病人大谈其防御机制，那是由于缺乏实践经验而产生的误解。其实，一位精神分析家在治疗病人的过程中，从头到尾连一个专门术语也不用，是通常的情况。理论和技术性概念必须通过病人能够并且容易理解的日常生活语汇才能起作用，这跟教授在讲堂上讲课是根本不同的。

　　以理解和沟通为例，这是几乎所有心理治疗过程中起作用的一个重要的共同因素，差别只在于特定的治疗者和特定的病人之间互相理解和沟通的具体方式和言语内容不同。

　　治疗者这个活生生的人是一切心理治疗中起作用的最重要的共同因素，这是无须多加解释的。可以说，内外科的治疗手段是药物、手术刀以及各种理、化、生物的东西，而心理治疗的手段却是心理治疗者本人。因此，心理治疗者必须重视个人素养的提高。富于幽默感的人可望成为优秀的心理治疗家。可惜，幽默感是成年以后很难学到的；但是，我们至少可以努力改变自己，别那么严肃。

　　现代医学教育还没有什么可靠的方法可以推断，什么样的青年人或医学学生将来会成为或很少可能成为好的医生。对于培训心理治疗者，这个问题更加难以解决。

　　弗洛伊德的方法也许是迄今最可靠的方法，这就是，学习精神分析的唯一途径就是本人接受长期系统的精神分析。从这里可以推导出一个要点：心理治疗者如果严重地缺乏自知之明，不能将自我客观化（站在别人的角度审视自己），不能用历史学家的眼光来看待自己的过去，那么，他在工作中就难免不出问题。某历史学家跟某一历史人物之间有私仇，但这位历史学家仍然客观公正地评价该历史人物。心理治疗者对病人和对自己都需具有这种历史学家的胸怀和风度。

要求心理治疗家"完全健康""一点毛病都没有"，等于取消心理治疗。我们谁都不可能是圣人、完人。因此，在每一次心理治疗时，要随时保持警觉，觉察到自己内心产生了什么反应。不恰当的内心反应是难免的，关键在于，我们必须清楚地觉察到，从而防止它对治疗的干扰。一般地说，我们不妨对自己提出以下问题，并设法努力改进自己：

1. 过去我有些什么**心理冲突**？是否留下了一碰就痛的疮疤？现在我还压抑着什么心理冲突？我有没有过分使用某种防御机制的倾向？

2. 马斯洛所说的**基本需要**我都满足了吗？如果没有，我就必须通过某种建设性的行为去求得满足，切忌从病人身上寻求满足。否则，我与病人之间的关系就成为非治疗性的。

3. 我是弗洛姆所说的**占有型**的人吗？占有型的人在心理治疗中容易急功近利，容易夸大自己的功劳和疗效，容易因治疗成功而沾沾自喜，等等，这些都是不利于甚至有害于心理治疗的，至少会妨碍进一步的提高。

4. 我的心理是**开放的**（open minded）还是**封闭的**（closed minded）？开放的和封闭的心理之分型是洛基奇（E. A. Rokeach, 1960）提出来的。本书作者基于心理治疗的实践需要对他的描述做了修改，简述如下：开放者一般感到周围世界和处境是友好的，而封闭者常感到是威胁性的。对于权威，开放者并不一概而论，而是看权威的某一具体形式（某一个人或某个组织）和他有无利害关系，有哪些优点和缺点，有无合作的可能；封闭者倾向于把权威绝对化，不是崇拜和认同，便是反对。对立的社会意识形态（例如唯物主义和唯心主义、某种宗教信仰和无神论、集体主义和个人主义等）在开放者的心里是互相沟通的、可以对话的，而在封闭者的心里却是彼此孤立和互相排斥的。对人的评价，开放者倾向着眼于特定的言语行动，他宁愿说某一行为是好的或不好的，而不愿意说某人是好人或坏人；封闭者倾向于对整个的人做全盘肯定或否定的评价，且往往带有盖棺论定的性质。每个人心里都有许多"相信—不相信"的信念子系统，开放者的诸子系统之间分歧小，而封闭者诸子系统之间的分歧大。开放者的时间观是广阔的和具有流动性的，封闭者的时间观是狭窄而固定的。开放者不大用"非黑即白"或"非此即彼"的观点考察事情和待人接物，封闭者却经常用这种观点。一般地说，一个人的封闭性愈强，在心理治疗中遇到的困难愈大，麻烦愈多。

密特尔曼（William Mittelman）把"开放性（openness）"跟自我实现直接联系起来。他认为，一个人愈是开放，愈是可能实现个人的潜能。他列举了开放性的4个特征：(1)有较深入的自知之明，较少防御性；(2)对自己、别人和周围处境容易接受；(3)对来自外面的信息输入有高度的选择性；(4)信息和能量输出的有效性高。

关于心理治疗者本人的个人素养，就讨论这么一些，仅供读者参考。

马然认为，起作用的共同因素有6个：矫正性情绪体验；从事新的有效行为；提出可供选择的生活态度；治疗者与病人之间的关系；随时准备接受社会影响；意识扩大性自我探索。马然指出，这6个因素并不能截然分开，它们互相之间有重叠，因为它们并不是在同一层次上的抽象产物。

矫正性情绪体验

不同的心理治疗都可以为病人提供这种情绪体验。一方面，病人的焦虑、紧张、沮丧、自卑等心情可能减轻；同时，病人在与治疗者交谈中可能萌生希望甚至信心，感到心情轻松愉快，感到被理解和被尊重。弗兰克（J. Frank，1984）提出了精神崩溃假说（demoralization hypothesis），意思是说，神经症和其他精神障碍病人求助于心理治疗时有一共同点，即他们感到沮丧，对自己的困境感到无能为力，各种心理治疗的方法虽异，但都在努力帮助病人摆脱沮丧和无能为力感。心理冲突者的典型体验是，他感到无法应付自认应该能够处理的问题。在人际关系上，病人觉得周围人应该理解他，实际上，他却感到周围人对他充满误解。病人还认为，那些应该帮助他的人似乎不能或不愿意帮助他。这一切使病人感到被疏远、孤立，感到委屈甚至愤慨。病人的情绪和行为可使周围人对他产生不满，这样便形成人际间的恶性循环，终于导致沮丧甚至无望感。*

过去有一段时期，英美精神病学书刊都把神经症称之为情绪障碍。情绪障碍是一个过于笼统和容易引起误解的术语，但它确实也描述了一个普遍的事实，即神经症病人都有扰乱了的和不快的情绪。对于这种病人，江湖医生往往能够迅速取得明显的疗效，尽管疗效照例是不持久的。道理就在于，江湖医生善于迎合病人的情绪需要，"神奇""特效""祖传28代""妙手回春"等夸张的宣传，确实能使很多病人精神为之一振，似乎抓住了一根救命的稻草，疗效的产生也就可以理解。

专业心理治疗者摒弃上述做法。这一点，弗洛伊德的态度尤其鲜明，他说：

> "通常要使病人接受一种新法的治疗时，医生往往夸张这种方法的轻便，好使病人相信它的效力。……但是要用精神分析法治疗神经症患者的时候，我们的手续可就不同了。我们要告诉他这个方法如何困难，如何需要长久的时间，如何需要他本人的努力和牺牲；至于疗效如何，我们告诉他不敢预定，一切成功都靠他自己的努力、了解、适应和忍耐。"**

---

* 参见悉尼·洛克等著，刘平等译：《心理治疗讲座》，天津科技翻译出版公司，1990年版。
** 弗洛伊德著，高觉敷译：《精神分析引论》，商务印书馆，1984年版，第3页。

　　布鲁克（H. Bruch）认为，症状各异的病人有一个共同之点，他们的"重心"都不在自己身上，总是以某种方式放在别人身上。"重心"一词是个隐喻，实际上就是本书第一章在讨论亲子关系时以及其他许多地方反复提到的依赖心理。神经症病人缺乏独立自主精神，倾向于把个人心理上的问题归咎于客观因素或别人。正因为如此，布鲁克的话可以视为上述弗洛伊德的话的一个很好的注脚。如果我们迎合病人的依赖心理，医生似乎可以包打天下，无须病人做任何努力，神经症就一定会好，那只能强化病人的依赖性。这种移情可以使症状暂时减轻，但从长远来看，却是弊大于利的。医生过甚其词和不负责任的"保证"，一旦被病人觉察到不能兑现，病人有可能陷于幻灭的苦痛甚至绝望之中。因此，布鲁克认为，心理治疗的任务在于帮助病人形成他自己的"重心"，也就是了解和接受自己，自信和自我支配，觉察到自我的真实存在，按自己的需要、兴趣爱好和目标去寻求满足。要做到这一点绝非易事，也颇需时间，但这样的矫正性情绪体验，才是持久地逐渐地深入起作用的因素。

　　显然，不论病人的病情和个人特点如何，一概照搬弗洛伊德的那段话对病人说，只能是有害的教条主义。一般地说，我们需根据病人的焦虑水平、承受能力、理解和反思能力的不同做不同的处理，既照顾到病人目前的情绪，也要考虑到他深层的问题和将来比较彻底的解决。神经症性行为的特征是，行为使问题得到表面的或暂时的缓解，却给进一步和根本解决问题造成更大的困难。心理治疗当然不能采取这种办法去对付神经症病人。

　　支持性心理治疗（如安慰、鼓励、简单浅显的解释和适当的保证等）可以降低焦虑水平，而深入的意识扩大性自我探索可以提高焦虑水平。这两种技术需灵活掌握，有时需交替使用，使病人的焦虑控制在最佳水平。什么是最佳呢？病人既能够忍受而不致显著妨碍他的心理社会功能，又体验着一定的焦虑而使病人求治的动机（改变自我的动机）不致下降。对于慢性焦虑障碍，许多心理治疗者反对用抗焦虑药。理由在于，药物有效地降低焦虑可以使病人产生误解："原来我的病完全是身体的毛病，吃药就可以解决问题。"这样，改变自我和求助于心理治疗的动机就有消失殆尽的危险。也许，一直到造成了药物依赖或药物越来越不起作用时，病人才会再来找心理治疗者。

贝克（A. T. Beck）所提出来的帮助病人监测自己焦虑水平的技术是有用的。病人往往认为病情老不好，他们容易记住焦虑加重时的痛苦，而忽视焦虑减轻时的体验。事实上，焦虑水平是经常波动的，不会老是维持在同一水平。如果病人根据经验认识到，每次焦虑发作都有开始－逐渐加重－高峰－逐渐减退这样一个阶段性过程，他就能够较成功地应付自己的焦虑。

> 一位 60 岁的女教授告诉我，她每次上讲堂之前总是感到紧张，但一开始讲课，紧张就很快减弱，当她讲到她最有研究的问题时，她感到简直得心应手，挥洒自如，一点儿紧张的感觉都没有了。过去，她以为是安定的药理作用，近 1 年来，她停用了安定，情况似乎更好。她对有效行动引起成就感可以控制焦虑这一点深有体会。

> 一位男青年走进诊室坐下后，显得十分紧张不安，反复挠头且说话断断续续。我告诉他，初次与陌生人会面，要谈出自己深埋在心底的长期苦恼，感到紧张不安，这是自然的反应和可以理解的。我和他随便聊些无关紧要的家常话，逐渐地，病人不那么紧张了。半小时后，病人像打开了话匣子一样，很流畅地叙述自己的情况。这次晤谈结束时，我帮助病人总结了一下这次成功的经验，病人感到很有收获，轻松愉快地和我告别。

这里不妨引用弗洛姆在《占有还是存在》一书里的一段话：

"精神分析中最重要的治疗因素是治疗者给病人以活力的品质。如果治疗气氛沉闷不活跃，使人感到无聊，那么，即使是最细致的开导也是不起作用的。近几十年来，精神分析者大多反对弗洛伊德所主张的'空镜'式的态度，而主张积极的参与和干预。以精神分析开始其职业生涯而后来背离了弗洛伊德的许多心理治疗者就更是如此了。看来，如何使心理治疗性交谈变得生动活泼，引人入胜，是我们每个从事心理治疗工作的人都必须锻炼的一项基本功。"

从事新的有效行动

启发、鼓励和支持病人采取新的有效行动（所谓新，是过去未曾尝试过的；所谓有效，指行动给需要带来满足，如友好关系的体验、成就感等），可以是公开的和直截了当的，包含明确的建议和具体的指导，也可以是含蓄的、间接的或暗示性的。如此说来，从事新的有效行动，确实是多种不同心理治疗起作用的一个共同因素。

标准的行为治疗自不待言，它的治疗技术主要着眼于病人的行为。例如，通过有计划有步骤的自我训练，用面对现实的行为代替回避行为，矫正适应不良的行为。

贝克明确指出，他的认知治疗的"总体策略是言语性程序和行为矫正技术的混合"。梅琴鲍姆（D. H. Meichenbaum）把他的治疗称之为"认知行为治疗"。实际上，多种标准的行为治疗技术，如系统性脱敏、行为示范、厌恶条件化等，梅琴鲍姆都加以采用。他要求病人每天进行应对行为的"个人实验（personal experiment）"，结合所谓"内部对话（internal dialogue）"，更是治疗技术的一个重点。

艾利斯（A. Ellis）的职业生涯是从婚姻家庭的一般性咨询工作开始的。很快他就转入经典的精神分析训练和实践，然而，不久他对精神分析感到不满，遂尝试应用巴甫洛夫学说于心理治疗，终于创立了他独特的合理情绪治疗（rational emotive therapy，简称为 RET）。这种治疗的理论渊源不难看清，而在技术上和实践上却可以视为认知行为治疗的一种，因为行为治疗的多种方法都围绕着认知和情绪的处理。

从学习理论看来，习惯就是行为和反应模式，不同的性格意味着不同的习惯系统。从事新的有效行为可以形成新的习惯或模式，同时使某个或某些旧的习惯或模式成为不必要的而趋于消失。这样一来，性格也就发生了改变。如果不限于狭义的外显行为，我们也可以考虑知觉反应模式、记忆反应模式、想象和思维的反应模式以及情绪反应模式，等等。行为学家认为，行为模式对其他反应模式可以起巨大的作用，当然，其他反应模式也可以对行为模式产生重大影响。

作者认为，行为治疗跟其他理论大不相同的心理治疗，一般地说，在治疗技术上并不一定冲突，而是常常可以互补的。这就是说，即使你不相信行为治疗的理论对人性的理解，它的治疗技术还是可以酌情加以应用的，道理很简单，这样做对病人有好处。坚持一定的理论观点是完全可以理解的，不管是什么样的理论；但是，由于门户之见而妨碍了心理治疗疗效的提高，却是不可取的。心理治疗必须把病人的利益放在第一位，这个原则是很难反驳的。

在日常心理治疗中，对于神经症病人，笔者对从事有效行动这一点总是加以强调的。尽管笔者除了 1982 年在成都看过马克斯（I. M. Marks）行为治疗的示教和担任翻译时向他请教过一些有关行为治疗的问题外，没有接受过这方面的训练，也没有亲自做过正规的行为治疗，但这些都不妨碍笔者确信行为治疗是有效的心理治疗之一种。

对于烦恼多的病人，笔者常提出以下的解释模式。

W 表示烦恼，D 表示欲望，B 表示满足欲望的有效行为，则 $W=D/B$。许多病人看到了欲望与烦恼成正比的关系，企图用"想开""看透"来压抑欲望，以达到无烦恼的境界。他们的亲友通常也这样劝他们，但实际上这是办不到的。黑格尔写道："自我意识就是欲望一般。"[*]可见，企图消灭欲望就等于企图消灭"我"。显然，在现实生活中，更重要的是上述公式的另一面，即烦恼跟满足欲望的有效行为成反比。人的欲望是没完没了的，永无完全满足之时，但只要我们采取使得

---

[*]《精神现象学》，商务印书馆，1979 年版，上卷，第 116 ～ 117 页。

欲望满足的有效行为，就可以减少烦恼。甚至有可能，一个人在行为过程中便可以体验到愉快（手段之目的化）。读者不妨去调查了解几位烦恼少而快乐多的人，就会发现，他们的生活态度是积极的，总是在采取某种有效行为去满足欲望。可见，一个人的烦恼，与其说取决于尚未满足的欲望的强弱和多少，毋宁说取决于有无使得满足欲望的有效行为。压抑欲望的人，欲望并不消失，反而对抗性地加强了。压抑的直接效应是使有效行动被扼杀在摇篮里了。愈是压抑欲望，烦恼愈甚，道理在此。更糟糕的是，压抑使欲望变得模糊不清，代之而起的是一大堆"应该"。这种心理冲突已经在第二章里讨论过，此处不再赘述。黑格尔写道："苦恼的意识就是那意识到自身是二元化的、分裂的、仅仅是矛盾着的东西。"（同前，第 140 页）通俗地说，苦恼就是"应该"与欲望二者之间的心理冲突。

如果上述解释对病人发生了良好的作用，那么，效果的产生恐怕不只是来源于病人的领悟，在领悟的同时，一定会促使病人去从事有效的行动。

人的肠道活动不受意志的直接支配，唯一的例外是肛门括约肌。泌尿系统的活动不受意志的直接支配，唯一的例外是膀胱括约肌。这些事实意味深长。

肠道的活动，不论是蠕动还是消化腺的分泌，都与社会无直接利害关系，因此，社会不管它。泌尿系统分泌和储存尿液，同样也与社会无直接利害关系，因此，社会也不管它。凡是社会不管的个体机能，个人不可能对它们有随意的控制。粪便和尿液又脏又臭，危害公共卫生，社会不能不管。因此，社会要求个人控制排便。社会的要求使个人发展了相应的控制能力。结果，我们每个人从小通过训练都能控制肛门和膀胱的括约肌，使大小便排在适当的地方而不致有碍公共卫生。

人的思想活动和内心体验与社会并无直接利害关系。我们都很清楚，任何人也无法直接知道别人心里在想些什么。我们只能根据一个人的言语、表情和行为去推断他的内心世界。因此，社会想直接干预我们的思想也办不到。神经症病人有一种错误的观点，总以为直接控制自己的思想、情欲是容易的和可以成功办到的。其实不然。最有效的办法是，通过行动去间接地改变我们的思想、情欲。这也就是所谓有效行为的一个重要含义。神经症的要害，不在于病人控制不住自己的思想、情欲，而在于病人不通过有效行动去改变或满足自己的情欲。病人的典型表现是，整天苦思冥想，为苦恼而苦恼，却很少采取有效行动。

即使我们能够有条件地直接控制自己的思想与情欲，这也绝不是最佳方案。习惯于控制自己的思想与情欲的人，一般地说，比不这样做的人患神经症的可能性要大。道理很简单：思想、情欲就是"我"，老去控制思想、情欲，意味着"我"老是跟"我"作对，这是典型的心理冲突。

控制思想与情欲难，控制行为较易，我们为什么不选容易的去做呢？其实，这就是生活的实践的观点。康德式的二律背反，绝不是理性所能解决的。神经症病人完全可以成为健康的人，只要他敢于面对现实并勇于实践。

提出可供选择的生活态度

无论不同的心理治疗采取什么样的治疗策略，为病人提出另外的可供选择的生活态度，被许多理论家公认为是促进治疗性改变的一个共同因素。戈尔弗里德（M. R. Goldfried）写道："所有不同形式的不同治疗都有共同的临床策略，即为病人提供另一种看待他们自己、他们的行为以及周围世界的方式。"

供病人选择的另一种生活态度，可以隐含在治疗者的言谈举止和职业态度之中，也可以明确地体现在治疗者与病人对问题的讨论之中。一句话，在整个治疗过程中，治疗者的生活态度总是活生生地呈现在病人面前，这当然会对病人发生影响，促进病人的改变。这样说并不意味着治疗者必须是个高尚的人或精神上一点儿毛病也没有的人。关键在于，治疗者对待病人应该是真诚坦率的和关心病人疾苦的。当然，这并不等于说，治疗者就无须提高自己，而是强调治疗者根本用不着装腔作势，因为这样做对治疗不但无益反而有害。

病人对生活之不健康的态度、冲突的态度，是治疗性交谈中的主题之一。

态度包含认知但不等于认知。费斯汀格（L. Festinger）的认知失调学说（theory of cognitive dissonance）涉及认知，但却是有名的关于态度的一种学说。

态度与情绪、情感也不能混为一谈。婴儿有情绪却没有态度。情绪可以由纯粹理化的刺激而引起，态度却是在人际交往中发展起来的。因此，态度总是直接或间接指向人的。情绪可以是短暂的，态度却是相对稳定而持久的。

态度体现在行动之中，但态度和行为却不是一回事。行为是外显的和可以直接观察的，态度却是内心世界的。"万物静观皆自得"是一种态度，但"静观"却不伴有明显的行动。当一个人还没有行动起来时，他的态度就还只是行动的取向、倾向或趋势。

态度是知识和经验的产物，它本身又指导着认知将采取什么方式或模式；态度是情感生活的结晶或浓缩，它本身又体现了对事物的评价；态度体现在行为模式之中，它也随着实践活动而改变着。

不同的心理治疗派别，有的强调认知，有的强调行为，有的强调情感体验或领悟，如此等等。在笔者看来，抓住态度这件事也许更为妥当。心理冲突，简而言之，是态度的冲突。典型的神经症病人既有自相矛盾的认知，也有势不两立的情感和欲望，还有背道而驰的行动倾向，一言以蔽之，他们处于尖锐的态度冲突之中。在作者看来，神经症的痊愈必然有生活态度的根本性转变。所谓移情疗效之所以不持久，原因就在于病人只是重复过去已有的（往往是根深蒂固的）态度，这一点，弗洛伊德已经阐述得很清楚了。如果治疗不彻底，病人一旦离开长期和他密切相处的治疗者，便会产生分离焦虑。没有生活态度的根本性改变，即使症状消失且维持相当一段时间，病人还是经受不了生活中的波折，容易旧病复发。在这一方面，长程（持续数年之久）精神分析的丰富经验与教训，对我们来说是一种可贵的资源。

基于上述观点，笔者认为，任何减轻病人痛苦和症状的方法都可以采用，但是有一个条件，即这种方法不妨碍病人态度的根本性转变。

治疗者与病人的关系

这个因素即使不是所有心理治疗的特征，也是许多种心理治疗经常强调的一个共同因素。对于治疗者与病人的关系，不同的治疗有不同的说法：移情关系；帮助关系；工作或治疗同盟；促进关系；真实关系；相遇关系；密切或亲密关系；建设性关系；双方卷入的关系；等等。

本书对这一问题的看法已在第一章里比较详细地讨论过了，也将在第九章进一步阐述，这里便不再重复。

随时准备接受社会影响

病人求助于心理治疗者，这本身就意味着准备接受社会影响。但是，一般地说，光有初步的求治动机，那是远远不够的。很多病人求治于精神科，只是认为这种专科可以治好他们的特殊的病，去掉使他们苦恼的症状。而谈到社会影响，病人也许没有任何明确的观念，也没有过切身而有益的经验体会，因为在病人的生活经历中，周围的人对他们的影响，总的说，是使他们不快甚至痛苦。这种情况绝不限于中国，在美国也很普遍。据拉泽尔等（A. Lazare et al., 1972）对门诊病人的研究总结（时间跨度为 15 年），发现超过 50% 的病人经第一次治疗性交谈后便脱落了（不再求治）。可见，求治的病人大多数并没有接受社会影响的准备。

因此，心理治疗的主要任务之一，是培养病人随时准备接受社会影响的能力和自觉性。当然，这跟病人发展新的亲密关系很难截然分开。但是，培养接受社会影响的能力和自觉性，更多地集中于人际关系问题的分析和讨论。治疗者要帮助病人（通过实例）弄清楚某些与病人最关紧要的社会影响机制，例如吸引、喜欢、爱、厌恶、憎恨、攻击等的机制，弄清楚如何处理从众、顺从、服从和保持独立自主性的关系这类问题。当然，由于病情和病人人格各异，讨论的重点因人而不同。

总的说，个别心理治疗只能为病人接受其他社会影响提供示范和特殊经验。如果多少有些疗效，治疗者不妨和病人讨论疗效究竟是怎样取得的。在这种场合，治疗者切忌往自己脸上贴金，而要使病人看到，治疗者并没有什么特别高明之处。治疗者讲的道理是一般健康人都明白，并且是日常生活中实际在应用着的。同样或类似的道理病人一定在别人那里也听说过，那么，过去为什么不起作用呢？如果病人说，有些话他从来没有对别人说过，或者，他对别人从来没有像对治疗者这么信任过，诸如此类。那么，治疗者就必须鼓励病人去与别人建立和发展类似他与治疗者之间的关系，同时明确指出，病人和别人之间从来没有过这样的关系，跟他的神经症实际上是同一件事的两个不同的侧面。当治疗取得显著疗效时，即使治疗者不明说他的方法之巧妙，也容易在表情、语气等方面流露出来，这既不利于增强病人的自信和自尊，也阻碍病人在广阔的社会生活中随时准备接受别人有益的影响。江湖医生喜欢说："你这种病，别的医生都治不了，我能治，并且一个疗程包好。"这是明显地违反心理治疗原则的。我们应该强调的是，只要病人像在这次治疗中一样畅所欲言，对人信任，既尊重别人也不失自尊，在与人交往中加深对别人和对自己的理解，等等，那么，病人在今后跟各式各样的人交往中都会获益匪浅。孤立的个人是不可能自我提高和自我改善的。如果病人通过跟特定的治疗者个人的交往，能够举一反三，体会到人际相互作用对促进成长、发展的必要性，他将来再碰到困难或挫折，也就不一定要求助于心理治疗者了。他完全有可能通过与亲属或朋友的商量讨论找到解决问题的钥匙。

各种形式的小组治疗尤其重视社会影响对病人可能产生的良好作用。在不少情况下，治疗并不针对病人的任何症状，而只要病人与人交往的兴趣和能力得到显著发展，症状也就趋于缓解甚至消失。

　　我们都知道阿德勒关于自卑的学说，也知道自卑者通常通过追求优越感而使自己陷于不能自拔的心理冲突之中的机制。但是，他关于"社会情感"的强调，却很少有人提及。通俗地说，阿德勒的所谓社会情感，指的就是跟别人共享快乐和分担忧愁。说得高雅一些，社会情感意味着对社会价值的追求。我国传统文化很重视家庭内部的和谐，所谓"家和福自生"。可是，有自卑感的人往往从小没有得到应有的尊重，所以没有自尊心。我国传统文化的弱点之一是，在家庭里，为了保持一团和气，为了维护长辈或家长的尊严，往往不惜牺牲某些人尤其是晚辈的自尊和独立自主权。因此，要使病人能够自觉地接受有益的社会影响，家庭治疗也许是唯一有效的方法。否则，病人照例带着家庭内不良的相互作用（即交往）模式走进社会，也就很难接受社会的有益影响了。不少神经症病人颇有感慨地说，社会跟他们的家庭一样，都是只顾自己，不管别人的死活。这毫无疑问是家庭内不良的相互作用模式的产物。

意识扩大性自我探索

　　精神分析和从它分离出来的各种心理治疗都特别重视这个因素。

　　这里，关键是病人的自我探索。尽管离不开治疗者的启发和引导，但不能代替病人自觉的思考而采取灌输的方式。用灌输的方式即使解决了眼前的问题，如果病人不会自我探索，下次遇到问题仍需求助于治疗者，甚至所谓新问题只不过是老问题不同内容的重复。

　　自我探索使意识扩大，过去觉察不到的内心世界逐渐清晰地呈现出来，人们对自己的理解得以提高或深入。

　　持不同理论观点的治疗家对这一过程有不同的解释。来访者中心治疗认为这是对自己内在感受的挖掘或开发，同时也是去掉面具而显现出真实的自我的过程。精神分析家认为这是对"无意识"的洞察或领悟。存在主义者认为这是对

"亲在"（我这个独特的人的存在）的觉察。格式塔（Gestalt）治疗认为这是对心理之整体（即格式塔，亦译完形）的觉察。不论解释如何不同，共同之点在于，通过自我探索意识得以扩大。

认知治疗也有类似的情况。例如，通过认知治疗，病人认识到，在诱发反应的刺激或生活事件和反应或结果之间，还有自己的认知情感活动在起着中间环节的作用，这就是所谓填空（filling the blanks）。换言之，原来对病人来说是几乎毫无所知的一片空白，现在有了意识的内容，也就是意识扩大了。

弗兰克尔（V. E. Frankl）的逻各斯治疗同样包含着这个因素。按这种理论，经过治疗，病人发现和体验到了自我存在的意义，以及生活的意义，也就是开拓了意识，当然可以理解为意识扩大性自我探索。

比较特殊的是行为治疗。自我训练和行为矫正过程本身似乎没有意识扩大性自我探索。其实并不尽然。关键在于病人是否开动脑筋积极地参与行为治疗，如果是的话，这个过程也包含有意识扩大性自我探索。尤其是新的有效行为意味着丰富了病人的行为储备，这必然伴有意识扩大。成功的行为治疗使病人自信心增强，行为的自觉性和责任感也增强了，这里蕴含着实践过程中的自我探索。用人本主义的术语说，这是一条走向自我实现的道路，必然伴有意识扩大。再者，在行为治疗过程中，通常要求病人按一定的规则或量表对自己进行评定，这也是一种自我探索过程。

所谓派生的领悟（derivative insight）被视为活动治疗小组（activity therapy groups）的特征。这是指病人在参与小组活动中萌生的对自我之深入的理解，而治疗者并未给病人任何解释。这种自我探索是在小组活动过程中发生的，具有高度的自觉性，是一种可贵的意识扩大性自我探索。

关于意识扩大性自我探索，最重要的一个概念是"insight"，现在常译为"领悟"，但似乎我国还没有人给它下过描述性定义。在精神分析有关的文献中，对它的解释可以说是众说纷纭，莫衷一是。正如安娜·弗洛伊德（1972）所说，精神分析早已处于无政府状态了。

因此，作者把"insight[*]"解释为自知之明，并把它定义如下：自知之明是有关自我的知识的增长。既然是一种知识，当然可以用语言表达出来，定义也就具有可操作性了。通俗地说，自知之明是可以用语言加以检验的。定义强调的是增长，增长不是一种静止的状态而是一个过程。自知之明如果不是自欺欺人的，就必然是不断发展的，因为人格具有无限发展的可能性，人的潜力是不可穷尽的。可见，自知之明不可能毕其功于一役。若不进一步自我探索，自知之明迟早是会消失的，因为随着岁月的流逝，自我会随着生活的实践而发生变化。所谓大彻大悟，很可能是又一次更巧妙的自我欺骗。

在心理治疗实践中，神经症病人的自知之明表现在，逐渐深入地理解自己的情感和引起它的社会环境及有关观念之间的联系，而不是老从同样的角度和在同一水平重复地进行思考（即使内容变了，形式却不变）。同时，这种理解伴随着较过去自由一些的情感活动和行为反应，而不是老一套的情感体验和固定的行为模式；并且，表情和行为反过来又对情感体验起着调节作用；再者，理解还有助于对新情况做出新的反应。

神经症病人的基本困难，是在原地踏步，停滞不前，充其量只是在兜圈子，转了半天又回到了原处。健康心理的一个重要特征，是它的可变性和适应性，随着个人处境的变化和客观社会环境的变化做出新的调整。

为了初学者易于理解和把握，可以把自知之明最明显的体现列举如下：

1. 知道自己在生活活动中表现出来的长处以及短处。

2. 知道自己习以为常的处理困难的方式及其得失。

3. 知道自己所压抑的是些什么情欲。

4. 知道自己行为的动机，从行为的方式和后果能看出隐蔽的动机。

5. 知道目前的情感和心情（尤其是不愉快的）跟已经过去了的事件（以及当时应对方式的得失）之间的联系。

---

[*] 本书第二部分详细论述了"insight"在四种语境中的意思，详见第九章第五节。

6. 能在别人的言语行动中看到自己的反映，或者，能把自我客观化，即站在别人的角度来审视自己。

7. 能用历史学家的眼光来审视自己的过去，没有无益的后悔和内疚，也能做到"好汉不谈当年勇"。

定义只谈到了知识的增长，并没有直接涉及动机、目的和态度。但是，请读者想一想，不断增长这一过程没有积极的生活态度和前进的动机能够维持下去吗？

上述定义还有一个好处，就是把治疗者也卷了进去。治疗者没有卷进去的心理治疗恐怕很难深入下去。病人需要有自知之明，治疗者同样需要有自知之明。这就给心理治疗双方提供了联系的纽带和共同的语言，同时也把双方放在完全平等的地位。只有当治疗的双方构成一个互相推动的系统，心理治疗才是生动活泼的。在促进病人自知之明的同时，治疗者也受到启发，得到提高，这种人际关系才是最值得双方共同参与和共同去追求的。

第二部分

本书第二部分是 2017 年 3 月中旬至 6 月初我在北京大学心理咨询师培训班的《临床精神病学》讲课中关于心理治疗的内容，由唐淼同志根据录音所做的文字记录。唐淼同志的文字记录是相当忠实的，我在此表示感谢。但毕竟原来是口语，口语的遣词造句跟正式的书面语言差别相当大，虽经我反复修改和补充，读起来还是不能完全令人满意，还请读者谅解。

许又新

2017 年 7 月

第九章　心理治疗技术性理念

本章主要介绍不同学派可以通用的一些技术性的理念。所谓技术性的理念，意思是：我们不详细地讨论技术细节，只对技术的原理、原则做一个详细介绍，对技术做概括性的介绍。因为技术具体的使用是千变万化的，咨询师面对来访者的时候是灵活运用的。

态　度

第一个理念是"态度"。这个大家可以理解，心理治疗师对来访者或者病人的态度是最基本的，也是最重要的，可也是很不容易做好的。要真正做到态度恰当、正确是非常不容易的，这需要我们一辈子自己磨炼自己。很显然，如果态度不好，技术再好也不起作用，甚至可能起反作用。在这里就态度只提出两点基本的要求。第一点是平等对待；第二点是尊重病人的独立自主性。我们不是病人的领导，也不是病人的统治者或指挥者。我们要警惕，当教师的当父母的当领导的，最容易犯的一个毛病就是觉得自己比对方高人一等。心理治疗师也一样，有时会觉得自己比来访者健康，所以可以指导来访者，高人一等。这是一种职业病。其实认真地说，我们跟病人之间只是在某些方面存在程度的差别，恐怕谁也不好这么说自己就是绝对健康的，事实上也是这样，我们每个人都有不健康甚至病态的某些部分或侧面。所以我们跟病人，从根本上说是一样的。职业病表现在容易指导病人、教训病人，在态度上、在口吻上、在表情上，这一点是需要我们警惕的。

马克·吐温说过："没有什么比别人的习惯更需要改革的。"这一语道破了人性的弱点。也就是说我们每个人都想改变别人，都觉得别人有毛病，有自己看着不顺眼的地方，很少有人首先想到我自己有问题。所以我提出：不要做手电筒专门照别人，咱们也得倒过来照照自己。这点非常重要，对于提高我们的技术，改善我们的态度，提高疗效，这都起根本性的作用。我的说法就是"把自己摆进去"。病人说他情绪不好，那我们马上可以说，我能够理解，因为我有时候也情绪不好。有的病人焦虑紧张，可以理解，因为我也常常紧张，觉得有压力，或者是焦虑，这是很难完全避免的。就这样，可以使病人得到很大的情感支持，并且得到理解。人是一个社会性的存在，需要别人理解，需要别人支持。

举一个简单的例子，我们再想一想，和尚们尚且在争衣钵，有时甚至争得非常厉害，我们这些凡人怎么能不要权威呢。衣钵就是权威的象征。可是权威的观念、权威的态度，是心理治疗特别忌讳的。一个心理治疗师在病人面前，不管是明显地表露出来还是隐藏着权威态度、权威观念，都会影响我们的疗效，影响我们与病人的关系。

下面再举一个例子，叫作"正义的火气"，这是胡适提出来的对"五四运动"的反思。在"五四运动"的时候，很多进步的思想家对保守的守旧者甚至顽固分子的批判都带有"正义的火气"，说你根本错了还不改，好像非得你完全投降、思想态度跟着我走这才行。我觉得胡适这个反思是很有意义的，这个"正义的火气"的确是这个毛病呢，容易看到可是并不容易改。所以我们要有一个看法，就是一辈子不断地觉察自己、磨炼自己，就是到老了也不见得毛病就能彻底改掉。

关 系

第二个理念是"关系"，这个理念来自弗洛伊德，因为他首先提出治疗者跟病人之间的关系是决定治疗有没有效的关键。他用的术语不是关系这个词而是**移情**。他认为一个人生下来跟他妈妈的感情是最根本的，是最原始的，就像一条河的源头似的，没有源头就没有河流。一个人从生下来起跟他妈妈建立起了关系和感情，其他的一切感情哪怕是对父亲的感情，也是对母亲感情的转移，更不用说以后其他的感情。跟兄弟姐妹、玩伴、同学、朋友、老师等的关系和感情都是母子感情的转移，这是他的一个最根本的理论观念。所以，病人对医生产生感情，不管是正面的、负面的都是移情。

我们现在谈关系。不从理论上谈，从事实上来谈，我个人认为治疗关系应该是一个什么样的关系呢？当然这是理想的状态，我用三个词语来概括它——"**新的、亲密的和建设性的**关系"。这种关系不是一蹴而就的。我们跟病人之间的关系是在整个过程中间不断地促进、不断地培养、不断地加以巩固和发展的，整个治疗贯彻始终。从开始治疗起，我们就得想办法跟病人建立起新的、亲密的、建设性的人际关系，一直到治疗结束仍然如此。为什么？因为心理治疗不外乎是人与人之间的相互作用、相互影响，也就是通过一个人际关系在起作用。

一、新的人际关系

什么叫新？主要是针对过去病人跟妈妈的关系来说的。

第一，不批评。我们知道我们的父母亲最常采用的办法就是批评子女，你这个不对，那个不对，这个不应该，那个不应该。所以我们就要采取新的关系，不批评，因为批评尤其是心理治疗师对病人进行批评，只能起反作用，不能起正面作用。这一点凡是从事心理治疗有一段时间就会体会到，批评是来不得的。可是现在也有另外一个极端，最近几年我跟不少咨询师接触时发现这一点，那就是不管病人有多么不好的想法、多么不道德的行为，咨询师不表示任何意见和态度，跟着病人走。所以我就强调不批评并不等于跟着病人走，只是我们要在适当的时机采取适当的方式，向病人表达我们的态度和观点。不批评不等于不表态。

　　我们的小组督导曾经有这么一个案例，一位男病人认为人生最大的幸福就是男女关系，就是性关系，没有性关系就谈不上幸福，而幸福就在男女关系上。这个人发展到什么程度呢？发展到这么一种程度，因为他跟不少女性发生过性关系，他就怀疑自己是不是得了艾滋病，他为了证实自己是不是得了艾滋病，就跟一个女孩子发生了关系，让这个女孩子隔一段时间去检查，看她有没有艾滋病。这种做法，简直是把他的性伴侣当成实验动物了，这是非常不人道的。假如你真的得了艾滋病就用传染给别人来证明这一点，那也太残酷了。可是呢，我们的心理咨询师对这一点不发表任何态度和意见，我觉得这是不对的。不批评并非不表示态度，我们可以这样质疑，"你觉得这样做合适吗？你怀疑自己是不是有艾滋病，你拿一个女人来做实验，你这样做合适吗？"至少也得有质疑。所以，完全不表态是不对的，这一点非常重要。因为精神障碍归根到底，要涉及伦理学，当然我们并不从这个角度跟病人讨论问题。假如治疗师从伦理学的角度和病人讨论问题，心理障碍和心理卫生就完全变成了一个伦理问题和道德问题，心理卫生就被取消了。

　　第二，不包办代替。这一点也非常重要，特别是中国的传统文化强调父母之命，不管做什么事情，都要完全服从父母。孝者，顺也。顺着父母来，父母要你怎么样你就怎么样，父母让你往东你就必须往东，甚至你心里不乐意，这个不叫作真正的"孝"。所以，"五四运动"就批判这种"孝"，其使人完全丧失了个人的独立自主性。我们再教育就是不包办，尽量地少建议。这一点很难做到，因为病人找你往往是他没辙，不知道怎么办，他希望你给他出主意。病人说，我到底是离婚还是不离婚，我究竟是考工科还是考文科，他正在犹豫不决的时候你给他出一个主意，这非常不好。我们要跟病人商量、分析，两种选择各有利弊，详细分析清楚然后让病人自己做决定，这才是正确的办法。

第三，不偏倚。这个观点是弗洛伊德的女儿安娜·弗洛伊德提的，我认为提得非常正确。不偏倚指的是病人有心理冲突，我们不偏向他的心理冲突的任何一边。有的病人强迫洗手，我到底是洗还是不洗。治疗如果偏向任何一方都只能跟病人纠缠不清。说你别洗了，他说不洗难受，非洗不可；那你就洗吧，他又觉得洗不好。反正就是你说什么，他就反着说，让他别洗了他就非洗不可，跟病人就纠缠不清。这不是一个理论问题，是一个实际问题。碰到病人有心理冲突，有两种不同的行动倾向、两种不同的评价的时候，你只要偏向一边很容易使病人偏向另外一边。到底是离婚还是不离婚，治疗师说你们都到这个程度离了得了，那病人马上哭哭啼啼，"我实在是舍不得她"，就强调旧情难舍。治疗师那你别离了，他说"我们实在过不下去了"。可见心理冲突的特点就是这样，两边几乎是势均力敌，所以你往这边他就往那边，你往那边他就往这边。不偏倚，就是帮助病人分析这两者的利弊。更进一步的讨论就是，你怎么会陷到这种冲突里边的，那就是深一步的分析了。

二、亲密的人际关系

密切的关系并不一定是亲密的关系。两个人经常说话，很频繁，这是密切，不一定亲密。亲密是带感情的，不仅仅是行为。亲密还包含相互信任，这也是很难做到的，为什么？因为我们的社会是一个等级制社会，我们必须认识到这一点。不管是咱们现在的社会还是西方的社会，过去还是将来相当一段时间都跳不出这个等级制。正因为是等级制社会，所以人跟人很难亲密，因为亲密就要平等，不是一个高一个低，一个高一个低那就谈不上亲密。所以这一点即使是在夫妻之间也很难做到。

《南风窗》杂志有一期专题讨论夫妻关系，中间有一篇文章就讨论"夫妻之间争夺话语权"，过去我们可能不太重视这一点，现在该重视这点了。夫妻感情不好或者所谓没有共同语言，往往是因为争夺话语权造成的。简单地说、通俗地说就是谁说了算。今天晚上吃什么，你说了算还是我说了算，谁决定。因为我们的社会是一个等级制的，所以谁都想高人一等，因为高人一等他就享有更多的权利、更多的好处，这就造成我们每一个人都想争胜。夫妻之间争夺话语权是常见的，大到财产问题，小到日常生活琐碎都有。

亲密非常重要，也是不容易做到的。亲密既是手段也是目的，因为只有亲密，病人才会掏心窝子的话跟你说，你才有可能深入地、详细地了解病人，所以它是一个手段，同时也是一个目的。一个有亲密关系的人，我们可以说他在很大程度上是健康的，只要他跟一个人有亲密关系，那这个人就在很大程度上健康。有一位心理卫生专家甚至这么定义心理健康：除了自己以外至少能够爱一个人，这个人就是健康的。

我们在实践中间当然不能一蹴而就，我们不可能跟病人一见面，或者在很短时间就建立亲密关系，那我们要做到什么呢？在实际操作上我们从两点做起。一是接受，罗杰斯特别强调这一点，心理治疗师必须无条件地接受对方，不管他有多少毛病、多少缺点、多少短处，无条件地接受，这一点当然也难做到；第二是理解，这个理解是什么样的理解呢？是投情的理解，是情感投入的理解，设身处地、将心比心地钻到病人的内心世界里面，去体会病人的体验这样一种理解，empathy 这个词现在在文献上都翻译成共情。

《中国心理卫生杂志》有一期专门发表了好几篇文章，讨论 empathy 这个词的翻译，大多数人翻译成共情，只有我一个人翻译成投情。为什么？一个是前缀"em"就是进入的意思，所以我理解为"投进去"。其次，作为精神科医生，我们所碰到的不光是神经症、人格障碍患者。人格障碍的病人、神经症的病人你可以跟他共情，假如是一个痴呆的病人你怎么跟他共？他根本不跟你共，他不跟我共我就投，这是精神科大夫的职责所在，他不能跟我共，可是我就必须投，投入情感。所以，我坚决主张翻译成投情，不用共情。有一部分人你可以跟他共，那确实，可是也有一部分人，特别是精神病性障碍范畴内一部分人，他根本不跟你共，那你就投。

三、建设性的人际关系

什么叫建设性的呢？比较好描述，治疗关系必须有利于双方的心理健康水平的提高，而不损害任何第三者的利益，这叫建设性的关系。这点很重要，有时候一对夫妻感情非常好，可是经常议论第三者，张三怎么不好、李四怎么不好，这就不怎么健康，具有排外性。心理治疗不能是排外性的。

总结起来一句话，就是说整个心理治疗的过程就是发展良好关系的过程。人际关系即使很好了，很不错了，我们也得重视，继续巩固和发展，不然就有倒退的危险。这个关于"关系"的观点完全是受弗洛伊德启发而来的，因为弗洛伊德有一篇文章《论治疗的开始》，里面特别强调什么叫精神分析。精神分析就是**利用移情，克服阻力**。用我们的话来讲就是利用新的、亲密的、建设性的人际关系克服任何阻力。什么叫阻力？凡是来自病人的阻碍心理治疗的进行和深入的都叫作阻力。这是每个病人都有的，不仅仅病人如此，我们在一般的人际关系中间，假如张三想要改变李四，他必然碰到阻力，因为每一个人都有他的人格，都有他相对稳定的行为模式，有他相当牢固的一套习惯、观点、意见。人不是一团和好的面，你把它捏成什么样就变成什么样的。人不是一团面，每一个人都有他独特的个性。甚至我们可以说这是生物个体的特点。每个生物个体都有一种强有力的倾向，保持他个体的特性，不能随便跟着外面的影响走，随便跟着走，那就不成为一个生命体了。

医学上有一个排异现象。现在进行器官移植碰到的最大问题就是排异现象，因为别人的器官不是你的器官，他跟你不一样，所以一进去你就要排斥。这种排斥可以产生非常严重的生理反应，甚至死亡，这是现在的器官移植所碰到的最大的问题。排异现象是因为生物个体有维持本身独特性的强烈趋势。如果随便什么东西进来我都接受，那还有个体的特异性吗？大家可以想象，一个人不管什么思想他都无条件接受，那他还有什么思想，他就变成一团糟了，就乱七八糟什么思想都有了。所以，阻力是必然的，这正是人的特点，那怎么来克服阻力呢？就是利用良好的关系，利用新的、亲密的、建设性的关系来克服阻力。

信　任

"信任"是第三个技术性的理念。

"信任"是两方面的事情，来访者对咨询师的信任是一方面，另一方面是咨询师对来访者信任不信任，咨询师认为来访者说的话是不是真话，是不是实话。人对人的信任是一个相当复杂的问题，大家有这方面的实践经验一定知道信任是非常重要的。来访者对咨询师不信任的话，咨询就很难进行，即使进行下去也不会有效，所以这是一个很重要的问题。这个问题实际上非常复杂，一般人认为信任和不信任是两个极端，中间虽然有不同程度的过渡，反正就是一维的（one dimentional）。

举一个例子。这位医生，你可以相信他的品质，他是一个好人，他不会害你，他不会利用你的病牟取利益。可是呢，你并不信任他，为什么呢？因为他年轻，资历短，经验少，看病也比较马虎，你可以对他的技术不信任。所以，信任和不信任是可以同时存在的，视就哪个方面而言，刚才说的一个是对人品，一个是对他的技术。

我再举一个例子，是我自己的例子。我对某位眼科医生，不论他的为人也好，他的技术也好，我都相信，我都不怀疑。可是，我不相信他能够治好我的青光眼，为什么？因为青光眼是现在医学上还没有解决的问题，治不了，顶多只能用药物延缓它的发展，使它恶化得慢一点。一句话，医生不是神仙什么病都能治。

举一个例子，张女士跟李先生，这是一对夫妇，这位女士对先生在钱财方面是百分之百信任的，因为李先生有什么钱都交给她，自己没有小金库，用钱的时候问老婆要。对于钱没问题，完全信任。可是对一些私人的事情，她对丈夫是不信任的，很少跟他说，或者根本就不说，为什么呢？因为这位先生说话太随便了，有一些不适合在公众场合说的话他也说，使他老婆非常别扭，所以老婆私人的一些事情、生活习惯，等等，这些从来也不跟他说。可见，这里面信任和不信任看就哪个方面而言。

在心理治疗过程中，信任和不信任的问题，一方面涉及多个不同的视角和侧面，如对人、对事。同时，由于治疗的时间不同也有变化。可能有这种情况，来访者开始的时候抱着很高的信任来找你，结果谈了两次没有什么多大的收获，他对心理咨询可能信任就大减。所以信任随着治疗的进程而发生变化，这一点我们作为心理咨询师必须有充分的思想准备，不能来访者一流露出对我们的不信任，我们马上就失望了，觉得这个案例没法进行工作了，那就不好了。那就是说我们经不起考验。我们要经得起考验，即使来访者对我们不信任，我们也要想办法，看看不信任是在哪个方面、哪些事情，我有没有可能扭转这种情况，使他由不信任变为信任。

由于信任和不信任是一个多维的问题，所以我们必须分析。我们把带有正性情感的态度叫作信任。来访者充满希望，认为病很快会好起来，这样的一个态度和见解就叫作信任。把不信任看作是带有负面情感的态度和见解，如焦虑、失望，认为自己好不了，或者"我根本就改不了，你跟我说也没有用"，这样一来，信任度跟不信任度就可以有不同的组合，一共有四种不同的组合（见表1）。

表 1　信任度与不信任度组合情况表

	信任度	不信任度
1	高	低
2	高	高
3	低	低
4	低	高

第一种是信任度高，不信任度低，这是最理想的情况。

第三种情况，不管是信任度和不信任度都低，谈不上信和不信，这说明病人还根本没有感情投入，或者他到这儿来咨询，根本就是被动的，是他家属让他来的，他无所谓，所以就谈不上信任和不信任。就像对陌生人一样，我们在街上碰到陌生人，谈不上信任也谈不上不信任，因为跟他没有利害关系，也没有任何交往。这种情况值得注意，因为来访者可能是完全被动的。

第四种情况，信任度低，不信任度高，这是一种困难的情况，值得我们警惕、预防或者设法改变。

第二种情况值得重视，就是他对你的信任度高，不信任度也高，这怎么理解呢？一般的信任度主要是取决于你的态度，你们两个人之间的关系。他觉得你态度挺好，心地善良，帮助人的热情很高，他对你信任度就高。对你不信任度也高，那说明可能对你的技术、对心理咨询到底有没有效果、到底能不能解决问题深表怀疑，所以就出现这种信任度高，不信任度也高。这种情况值得认真的分析，到底为什么信任我。如果信任度高，是因为我们的态度好，热情感染他，那不信任度为什么也高呢，那是因为我们治疗没什么效果，病人没有得到什么好处，这种情况要求我们在技术方法方面多下功夫。当然我这么说只是简化，是对信任问题做初步的分析，实际情况是很复杂的。有时候病人来咨询，同时他在医院看病，还在吃药，他有时候认为虽然有所进步，但觉得是药造成的而不是咨询带来的，那问题就更复杂了。

必要时可以和病人讨论信任问题。凡是与人合作的事，对合作者的信任是成功的一个必要条件。心理治疗和咨询就是一种需要双方合作的事。当然，自信更加重要。但只有建立在自我了解基础之上的自信才是可靠的。对自我缺乏了解，那所谓自信只是盲目的，不中用的。

价值中立

凡是接受过精神分析训练的咨询师都有这样一个观点：我们在治疗病人的时候，不能用道德观点看待病人，用道德观点看病人是不对的。弗洛伊德首先提出价值中立的观点。这在他提出来的时候是完全必要的，也确实有效。可是慢慢地价值中立变得太广义了，被滥用了，就出了问题。所以，我这里做一个小的总结，价值中立主要用于以下几种情况。

第一种情况：对心理冲突的双方持等距离立场。这是弗洛伊德的女儿提出来的，不偏向任何一边。病人说我是离婚还是不离婚，我考文科还是考理工，我是留在北京（我家在北京），还是到深圳闯去，常常提出这样需要做出选择的问题，希望得到治疗者的帮助。治疗者切忌包办代替，也切忌偏向任何一边。为什么呢？因为这种心理冲突通常是两边差不多、势均力敌。他找我们，就是因为两边势均力敌。假如一边很强一边很弱就不成问题，他就解决了。70% 想离，30% 不想离，那他多半就会离；70% ～ 80% 想留在北京，20% ～ 30% 想到深圳去，这样也好办。既然两边势均力敌，那我们偏向任何一边，就会陷在里面和病人纠缠不清。

第二种情况：不带任何价值观地进到病人的内心世界里去，这样才能体验病人的体验。反之，如果我们用某种价值观看病人的内心世界，他的内心世界就会被我们的价值观所扭曲。

第三种情况：对待精神症状，例如，对待强迫性洗手，我们不能说究竟是洗手好，还是不洗好。我们不能跟着病人去纠缠，而是要和病人共同探索：病人是怎样陷入这种两难境地的，也就是追溯得病的经过。心理冲突是人们都有的，只是由于处理不当，它才变成神经症性心理冲突。我们要和病人探索的关键问题就是，病人用了一种什么样的方式方法对待他的一般性心理冲突，以致使它变成了神经症性心理冲突。当然，用道德观点去对待精神症状，那更是显然行不通。

对质、澄清、解释、领悟、修通

下面对精神分析的几个基本的技术性理念做一个简单的介绍。

这个介绍根据的是精神分析家格林森写的一本书，《精神分析的技术和实践》（*Technique and Practice of Psychoanalysis*）。格林森是弗洛伊德嫡传弟子的弟子，是弗洛伊德的徒孙。这本书上介绍了什么叫精神分析。精神分析这个术语实际上指的是促进领悟（insight）的各种技术。这本书把精神分析的技术概括成四种，"对质、澄清、解释、修通"。其他精神分析师可能不一样，不把修通作为技术，而视为目的，用领悟作为基本技术。不管怎么样，基本技术就是四种，咱们一个一个来做简单的介绍。

第一个是"对质（confrontation）*"，什么叫对质呢？病人对自己的某些问题视而不见，或者不承认，这非常常见。解决的办法是用病人自己的话来证实，使病人看得很清楚，这叫对质。病人说我对钱根本不在乎，那我们就用他自己的话、他自己的行为（不止一次，而是多次）向病人展示出来他怎么在金钱上斤斤计较。让病人看清楚，"我原来是一个很在乎钱的人"。他本来看不见这一点，这是非常常见的，我们每个人都对自己的某些自认为不好的东西不承认，采取不承认主义，例如，个体认为自己大公无私，特别高尚，什么低级的玩意儿都没有。实际上不是那么回事，就是个体不愿意承认，所以对质很重要。对质是要用病人自己的话、自己的行动，让病人自己看清楚自己，这叫"对质"。

---

* 也翻译成面质。

第二个技术是"澄清（clarification）"。这个词是从 clarify 变来的。clarify 的意思是"make it clear"，把它搞清楚。变成名词就是 clarification，指的是弄清楚的过程。澄清，就是弄清楚的意思。这是一个最基本的也是最具重要性的治疗方法。一方面是治疗者要弄清楚病人的心理，你不弄清楚病人的心理你怎么帮助他。我们在弄清楚病人心理的同时也就在帮助病人弄清楚自己，这是一个问题的两面，同时进行。所谓要弄清楚，包括一些什么内容呢？病人的内心体验，病人所经历的事件，事件与事件、事件与经历、经历与经历、体验与体验之间的关系。把这些都弄清楚。事实上都弄清楚了，病人对自己也就有了充分的理解。精神分析有一个基本的观念，理解自己是解决问题的前提。假如对自己根本就不了解，你怎么解决自己的心理问题。当然弗洛伊德以后精神分析是派别林立，有很多不同的派别，澄清问题跟处理问题这两个方面就变成了蛋生鸡，鸡生蛋。因为理论派别不同，人们要澄清的问题的方面和细节可以彼此不一样。这方面我们不细说。

第三个技术是"解释（interpretation）"，解释最重要的是什么？——不是我们心理治疗师给病人提供解释，而是帮助病人自己去找解释——这是最重要的。真正好的心理治疗并不给病人做多少解释，而是一边谈，慢慢地就促进了病人，让他自己找到解释。最重要的解释是什么呢，就是一个人行为的动机和目的。

第四个叫作"领悟（insight）"，这个词用在不同的语境下意思是不一样的，至少有四种情况。

第一种情况是临床精神病学的 insight，叫作**自知力**，指这个病人他知不知道自己有精神或心理上的病症，不仅仅如此，他还要知道自己病具体表现在哪。单纯承认自己有病这不叫完全的自知力。这在我们的精神科非常常见，因为住的时间久了病人慢慢就体会到了，你不承认自己有病你就出不去。问我医院里住院时间长的病人，他们都承认自己有病，什么病，精神分裂。再进一步问精神分裂具体表现在哪，就说不出来了，这不叫真正的自知力。

第二种情况，精神分析的 insight，指你对 the unconscious 有无了解。我把

unconscious 翻译成无意识，现在很多人翻译成潜意识。我觉得，应该是无意识的，一个人对自己无意识的东西的了解叫作 insight，这是精神分析中的领悟。

非分析性心理治疗的 insight 即第三种情况，指的是什么？指的是这个人自己的心理活动、自己的行为在自己患病过程中到底起了什么样的作用、有多大的作用，对此有一个恰当的评估。例如有一个很重要的情况，来访者经常压抑自己的欲望，在起病过程中起了很大的作用，对此的认识就是很重要的 insight。

在走向康复的过程中，对你自己的心理和行为能够起什么作用、能够起多大的作用，也要有一个恰当的评估。有的病人一听到心理治疗，马上就说，我知道了，我可以靠自己，不需要治疗，我就会好起来，等过了一年半年，一点也不见好。那就是他对自己的行为促进康复的作用估计过高，并且他也不清楚什么样的行为能够促进康复。究竟什么样的心理、什么样的行为才能促进康复，究竟起多大的作用，过分夸大也不行。更常见的是，病人认为他本人对病的康复完全无能为力。这是对个人的能动性或主动性估计不足，常见于有依赖性特质或缺乏独立性的人格。

第四种情况，是对普通人而言的。我们对普通人也说 insight，指的什么呢？指的是对自己的长处和短处有一个恰当的评估，对自己行为的动机和目的，有一个恰当的评估，这是对一般人而言。任何一个人都可以问问自己，我对自己的 insight 怎么样。

刚才提到格林森还有一个理念叫作"修通（working-through）"。所谓 insight 通常指就某一件事情、某一个行为而言。而修通是指对整个的人而言，整个人都弄清楚了，修通了，那真的是立地成佛了。对整个的人格、整个的自我、整个的发展过程以及未来的追求都弄清楚了，叫修通，把所有的问题都搞清楚了，就是修通，就是圆满。我刚才说了，格林森提出四种技术，"对质、澄清、解释、修通"，有的精神分析师不用修通，用领悟，因为领悟比较好检查，而修通那是一个最后的目标。按照弗洛伊德的精神分析来讲，要使一个人修通，没有三五年的时间不可能，所以弗洛伊德精神分析往往是漫长的。

重 构

重构或者再构（reframing），即重新确定一个框架，就是把病人的话用另外一种方式来表达，表达病人的欲望、要求、评价，等等。

举一个例子，"你这件衣服不好看"，这是一种说法，咱们可以使根本意思不变，可是表达方式变一下："假如你这件衣服颜色深一点，那就更好看了。"表面是差不多的话，其实不一样。"你的衣服不好看"带有批评的含义在里面。我们要知道人们往往都是不喜欢批评的，不愿意被人指责的，而后面这一句就带有建设性、建议性，是正面的，并且指出来一个努力的方向，这是一种重构。

再举一个例子。孩子一回家，母亲说"你还不赶快去做功课"，这是命令式的。假如我们把话变成："你可以先做功课后休息，也可以先休息，先玩游戏、然后再做功课，都可以。做功课大概需要一个小时，你现在五六点钟回来到十点钟还有充足的时间，你可以自己安排时间，不过最好在晚上十点以前完成。"

这个重构有什么特点呢？前面是命令式的，后面是协商式的。在亲子之间，在长辈与晚辈之间，在领导者与被领导者之间，最容易出这个问题，即话语是命令式、指导式的。假如变成可选择性的："有这么几种方式，你瞧着办，哪一种都可以完成任务""我初步的看法，是有这么三种方法，你可以根据你自己的情况选择，也许你还可以想出更好的办法，那更好"。这就是一种建设性的、商讨性的说法。

在咱们的社会里面，一般下级最不喜欢上级板着脸，命令、指责。假使上级对下级采取平等、尊重的态度，那就很受下级的欢迎了，上下级关系就容易比较融洽。值得注意的是，不管是领导与被领导者，家长和子女，长辈对晚辈，如果相处时间久了，往往就认为不必那么客气，不必那么拘礼，那很见外，有话就直说。当然，这有一定的道理，可是所谓的直说，千万别随便伤害别人。这里面有一个尺度的问题。即使是亲人，即使是好朋友，也得注意这个。还得注意的就是虽然可以随便说，最好把平等和尊重摆在第一位，在这个前提下可以随便说。别带着看不起对方，对方理应跟着我走的态度。完全不尊重对方，这样的随便说就容易把关系弄得不好，关系弄得不好双方都受不良影响。

为什么提这个呢？因为咨询师跟来访者，就像医生对病人一样，两者之间有一个知识或者信息不对称的问题，这是在医患关系发生问题的时候，媒体经常强调的。为什么容易出问题，因为医生跟病人之间，咱们咨询师跟来访者之间也类似，存在信息和知识不对称。因为你是专业人士，你对心理健康、精神障碍这方面有丰富的知识、丰富的经验，而他没有。你就容易居高临下，采取了指令性甚至教训式的态度，而不是平等尊重的态度。所谓重构，同样一个意思，同样一个欲望，同样一个观念，说话表达的方式不同，所取得的效果是完全不一样的，而体现出来的是人对人的尊重和平等，所以这一点很值得我们重视。

对　焦

对焦指一段时间之内仅有一个主题，不能东一下西一下，扯两个三个甚至很多的问题。不能一会儿是父子关系，一会儿是夫妻关系，一会儿是工作问题，一会儿是婆媳问题，一大堆问题。当然在开始来访者诉说病情的时候，他可以自由地说，可以说很多的问题，我们耐心地听。可是到了处理问题的时候，我们就必须逐渐建立焦点，一段时期一个焦点，一个一个来。同时想要解决两个问题，谈话不能集中，问题互相牵扯会影响效果。焦点是怎么来的？是经过咨询师跟对方商讨，两个人讨论最后确定一个共识，咨询师和来访者都认为此时谈论这个问题是恰当的。

一、对焦的前提及作用

一般地讲，确立焦点需要满足两个条件。第一个条件是治疗师跟病人双方同意现在把这个问题作为讨论的焦点；第二个条件是这个问题有助于其他问题的解决，而不是妨碍其他问题的解决，这样的问题才能成为焦点。

对焦本身即有治疗作用，这点很重要。原来病人说的问题一大堆，一下子对上焦了，病人觉得治疗选择这个问题作为主题，好像是"深得我心"，好像是"真正理解了我的内心世界"，他感到一种被人深刻地理解的感受。突然心里一亮，感觉到了收获，所以对焦对得好的话，本身能够起治疗作用。

二、为什么病人难以对焦

有时候需要反复的讨论，为什么呢？因为有不少的人他的问题在于为了暂时的快乐、眼前的利益而牺牲长远的利益。他所有的心理问题很可能是从这里来的，用我们的行话来说，时间上的整合有问题。我们通常说一个人心理健康，整合得很好是心理健康很重要的一个标准。Marie Jahoda（1958）提出了心理健康的六项标准 *，其中之一是"整合（integration）"，这是心理健康很重要的标准，而整合可以分成三个方面。

第一个是不同层次需要的整合。每一个人有高层次和低层次的需要，我们既要满足食欲，可是也得顾全体面，也得讲讲礼貌。而礼貌和社会规范，跟吃比起来，一个是高层次的需要，一个是低层次的需要。整合得很好，既不牺牲低层次的需要，也不妨碍高层次的需要。

---

* 积极心理健康的六项标准是：对自己的态度；成长、发展和自我实现；整合；独立自主；对现实的认知；对环境的掌握。详见附录。

第二个是时间上的整合，不因为暂时利益的满足而牺牲长远的利益，这就叫作时间上整合好。不健康的人往往为了暂时的满足而损害长远的利益，因为吃起来好吃就猛吃，结果吃撑了，吃得肚子不舒服。长此以往人老是吃得太多结果体重超重，甚至肥胖，影响健康。

第三是人际的整合。我们每一个人的利益和别人的利益，并不见得是一致的，并不见得是完全吻合的，事实上相反，经常是不吻合的，是有差别的。这也必须整合。

可见整合有三个方面。我觉得从教育上来说时间上的整合是基本的。我举一个具体的例子来说明这个问题。

大概快到 11 点了，这时孩子说"妈，肚子饿了，我要吃"，这个时候如果妈妈说，"你就知道吃，还不到吃饭的时候，一天到晚就知道吃"，这样他本来肚子有一点饿就感觉到不舒服，你再骂他两句他就更不舒服了，更难受了，那就加重他暂时利益和长远利益的整合的困难。最好的做法是什么呢？聪明的妈妈说："肚子饿了，马上就可以吃了，我们现在先玩一个游戏好不好，妈妈给你讲一个故事好不好。"这个孩子非常欢迎，因为妈妈老是忙于家务，很少跟孩子在一起，这个时候妈妈表现得很热情，讲一个故事，这样把他的饥饿全都赶走了。

这样就有利于当前利益和长远利益的整合，因为孩子在延迟满足食欲时体验到了快乐。而学会**延迟满足**是时间整合的重要一步。可是我们的父母亲常常采用批评和指责的方法，去抹杀孩子的需要，孩子挨了骂只好压抑，而压抑满足会造成暂时利益和长远利益的冲突。我们要知道对欲望的压抑是很多心理问题产生的根源。我们可以采取替代的方式，就像刚才说的用另外一种欲望满足，使他原来的饥饿难受减轻，这样就好得多，就促进了整合。

三、为什么咨询师难以对焦

近五六年来，我经常跟咨询师打交道，发现在咨询过程中，很少有对焦的，为什么？首先有一个认知上的问题，我们还不知道对焦的重要性，不大体会得到对焦的重要性，往往就是跟着病人走，病人谈什么我们就跟着谈什么，甚至一次咨询可能谈好几个问题。这种迎合病人有咨询师的某种担心在里面。咨询师担心经常违背来访者的意志，会导致脱落。我们总希望他不断地咨询下去，因为我们深深知道一次和很少几次谈话通常不能解决问题，哪有那么容易。我们生怕脱落，一怕脱落就只好跟着病人走。这个问题需要我们咨询师通过实践慢慢去解决，不对焦绝对不是好办法，跟着病人走，结果谈了多次，三个五个问题哪个也不深入，互相牵扯着，一个问题也解决不了。总而言之就是怕病人不满意，怕病人觉得你态度不好，怕他下次不来了，所以这一点值得我们重视。其实，怕脱落，怕病人反感或不满意，这里也还是涉及技术问题。那就是，我们如何找到一个切入点，是病人愿意谈的事情，通过它逐渐深入下去，触及病人深在的问题也就是所谓焦点问题。

七步程序

"七步程序"这个方法是从认知行为治疗上借来的。一般的心理咨询很少用。碰到具体问题要解决不妨采用一下七步程序。

第一步，确定一个问题。我们要确定要解决的问题，这是明确而具体的，并且是双方同意的。

第二步，列举各种可能的解决方案，尽可能穷尽一切。这一点非常重要，因为一个人即使是很有头脑的，或者我们相对健康的人，也往往考虑不周到。所以要求咨询师非常理性。举例说，这对夫妻关系出了问题，往往病人认为就两条路，要么就离婚，要么就和好。既不离婚也不马上就和好，这第三种情况是常常存在的。因为双方出现了裂痕不是那么一天两天就能解决得了的，而离的话，恐怕也没到那么严重的程度，可是往往在气头上就是要么就离，要么就是你听我的，反正一个人听另一个人，求着表面上的解决，这就是对解决的方案考虑得不周到。

夫妻出了问题还有很多另外的办法，找一个双方都信得过的朋友或者亲人进行调解，这也是个办法。女方有一位哥哥或者姐姐或嫂子，男方也非常信任他（她），并且彼此关系也很熟悉，那就请他（她）来，三个人一起聊聊，第三者看问题看得客观一些。所以解决问题的方案往往不像急于求成的当事者，在焦虑和不愉快的情绪影响之下想得那么单纯，不是这样就是那样，不是黑的就是白的，所以这个第二步需要咨询师帮助来访者进行理智、冷静的考虑，把所有可能解决的方案都列出来，尽可能穷尽一切。

第三步认知预演，这是认知行为治疗的突出特色，这一点值得我们重视。戏剧在正式公演之前会预演，就是演员照着剧本完全像面对公众似的，可是下面没有观众，只有咱们自己人，导演和工作人员。这里说的预演是什么预演？是认知预演。离婚的话，那我们第一步怎么做，我们一起到民政局去，还是由一方向法院起诉，这是第一步；第二步又怎么样；第三步又怎么样。在脑子里面从头到尾演一遍，第一步、第二步、第三步和第四步，一直到最后完，这种认知预演非常有必要。对每个可能解决的方法都进行认知预演，每一步都可能碰到什么困难，可能有哪些有利的条件，哪一步有几种不同的做法，比如我们到法院起诉，法院不受理这又怎么办呢，这些都在脑子里面预演一下。把所有可能解决问题的方案一个一个都从头到尾预演，把一切的可能性、有利和不利的进行预演一次，完了以后就是第四步。

第四步就是做出决定，从所有的方案当中挑选一个，经过第二步列举各种可能的方案，第三步认知预演，这样一来做出的决定就是一个充分理性的，是经过充分思考的。

第五步是制订计划。

第六步是按照计划执行。

第七步是随时总结经验教训。

这是一个非常好的方法。实际上考虑周到而英明的领袖人物，特别是军事领袖，他在面临一次大战役的时候，往往都是这样做的。所以这个认知行为治疗是从历史经验里面得出来的。这里面有一点要强调，第四步，必须由来访者或者病人自己做出决定，而咨询师不能加入任何意见，不能发表任何意见。其他的六个步骤，咨询师都可以参与讨论，都可以提出意见和建议，你没想到的我给你补充，都可以，也应该这样做。

这对我们整个心理咨询的思考问题怎么做非常有帮助，就是在什么情况下我们咨询师可以发表意见，对什么问题我们不能代替，不能出主意，那就是碰到做决定的时候一定要由对方自己做决定，做决定之前有准备，决定之后有执行，这些我们都可以参加意见。充分地和来访者进行讨论。这七步程序不单纯是一种具体的方法，我刚才说了它对我们的咨询有一个原则性的指导意义，什么是我们咨询师能够出力气的，什么事情是我们咨询师不能代替的。

借　口

借口，这是非常常见的现象。其对应的英文有三个词，第一个是 pretext。什么叫 pretext，就是理由是预设的，是先于经验的，是表面上的。所提出的理由是在逻辑上的，不是从经验里总结出来的，并且是表面上的理由，用这种理由来代替、掩盖真实的理由，或者真实的目的。这种借口非常常见，并且当事人往往并不清楚，并不是故意的，并不是有意要掩盖自己真实的理由。采用借口甚至成为他的性格的一部分，或者成了他的行为模式。

　　举一个最简单的例子，十几岁的孩子下午五点钟下课了，在学校打球，打了一个多钟头，七点回到家了，回家一进门看见还没有饭，马上喊："妈你怎么搞的，饭还没有做，你看人家张大妈、李大爷有的都已经吃完了，你还没做，是怎么回事？"这就是一种借口。其实假如他肚子不饿的话，他妈什么时候做饭他也无所谓。他真实的理由是"我肚子饿了"，可是他不说我肚子饿了，而是说"你怎么到现在七点了你还不做饭呢，那人家都吃了"，这就是用逻辑上的先于经验的，或者浅表的、自古就有的道理，来代替和掩饰一下真实的理由和动机。

　　再举一个例子，儿子马上要毕业了，初步有一个想法，到深圳去创业。母亲知道有这么一个苗头就反复地跟儿子说，说你毕业以后最好留在北京，北京是全国的首都，经济基础好，创新发展快，文化氛围浓，高等院校、研究机构多，各方面都在全国领先，在这里发展事业的客观条件最好，说了一大堆。其实，她所掩盖的理由是什么呢，"妈妈舍不得你离开我"，这是真实理由，可是她不说。可是假如亲子之间，都习惯于用借口来掩盖真实的理由，真正的心灵的沟通就不大可能实现。这是第一种借口 pretext，是最常见的。

　　第二种借口是 excuse，这个词最常用的意思是请原谅。指的是当事人知道自己错了，希望对方觉得情有可原，比如"因为堵车，因为外面找不到停车的地方，所以就迟到了"。其实你事先想到了这个地方停车难，你为什么不早点出发。知道自己错了，找出一个理由，通常是找客观原因。还比如，"我为什么这么个脾气，从我爸爸妈妈遗传的，从小就是这么教养的，所以我就这么急脾气"，把自己急脾气完全推到父母亲身上。顺便说一个问题，精神分析很容易引起病人把自己的问题推到父母亲的身上，为什么？因为精神分析特别强调过去的历史，强调幼年的经验对人格形成所起的作用，这无意间是鼓励病人把自己该负的责任推到客观上、推到历史上去。这是第二种，excuse，找理由希望得到对方的谅解，理由不外乎客观的、历史的。

　　第三个英语词是 subterfuge，这种情况心理咨询比较少见，通常这是一种什么呢？就是个体知道自己做的是错事，不怀好意，所以常翻译成诡计，甚至翻译成欺骗。个体为了他本人的利益和方便找一些理由，这种借口在什么情境中最常见呢？不是在心理咨询中，而是在向你推销保健品的、卖保险的、卖理财的人中。但是有的时候，不像这么恶劣。例如，朋友之间借钱，A 钱不够花，是因为 A 这个人大手大脚，所以到月底困难，可是 A 找一个理由，"我妈病了，住院要交住院费"。这个倒不那么坏，可是也掩盖真实的理由。

这三种借口，以第一种在咨询里最常见，也就是说来访者不是故意要骗咨询师，来访者也并不认为自己有什么错，是一种不太自觉的行为。咨询师的任务是帮助病人了解这一点。尤其是母子间，我刚才举的例子，母亲一个劲儿强调北京怎么好，儿子一个劲儿强调去外地，儿子要离开母亲，有他真实的理由，母亲管得太多，他想离开从而更自由一点，而母亲就是偏偏抓住不放。双方都有理由，可是都不说真实的理由，这就造成双方无法沟通，彼此老也谈不拢。从心理治疗角度来讲，就应该知道，所谓的借口总的来讲，是一种防御机制，严格地说是自我防御机制（ego defense mechanism），防御机制保护的是自我，免得自我暴露出来了，让自己清楚地看到痛苦。借口这种防御机制一般的精神病学书里少见，我们把它归到合理化（rationalization）。这相当常见，来访者自己都不清楚，不太自觉，不知道自己真实的理由跟动机目的是什么。

下面列举了十种常见的情况，供大家参考：以唯一合理的选择为借口；以江山易改，本性难移为借口；以过去经验，"这还用说，经验都这样"为借口；以对未来的预测为借口；以道德教条为借口；以为别人着想为借口；以社会环境或身体情况为借口；以别人甚至大家都这样为借口；以明摆着的事实为借口；以命运或者必然性为借口。这里举的是最常见的，当然不能包括一切，但是最常见的就是这些。借口既然是一种防御机制，那就构成了一种阻抗（resistance），所以这是心理咨询必须解决的问题。一个人如果老用借口掩盖自己真实的理由或动机，那他就无法真正地了解自己。一个不真正了解自己的人，他就无法解决自己的心理问题。所以，我们心理咨询师在了解病人的时候，同时也是在帮助病人深入了解自己，那就是洞察各种借口。实际上借口是什么呢，是自欺，他的目的并不是欺骗别人，至少主要是自己欺骗自己，为什么自己欺骗自己，因为自己不好的一面他不愿意看见，这是人之常情。

荀子讲得好，人的本性是恶的，通过人为才变成了善。善者，伪也。这个伪是人为的意思。"装是人性，不装是智慧。"这话说得太好了，10个人有9个或者100个人有90个都得装，人做到不装，那是真正看透了，有真正的智慧，他就不装了。

得　失

人的所作所为总是有得有失。不知得失，怎么能明辨是非？因此，得失分析可以看作心理治疗一种可供选择的视角和技术。

在心理治疗中，"得"指行为给本人和／或重要他人（significant other）带来的好处，"失"指行为给本人和／或重要他人带来的不利影响、损失、伤害等，也包括所花费的时间和精力。就得失两者而言，我们比较容易犯糊涂的是"得"，尤其是"内得"。内得与外得之分源自弗洛伊德的学说（1923），前者指行为过程本身给行为人带来的正性内心体验，外得指来自他人或社会的赞赏和报酬。一个人的某种行为如果内得很大，这种行为就容易成为习惯，甚至上瘾。

下面从三个方面的事例来说明。

一、保护

这里主要讨论母亲对子女的保护。这种保护带有本能性，保护过程中给母亲带来的正性体验也具有本能满足的性质。从爬行动物演化成哺乳动物距今已有约2亿年。此时间之长久足以说明母亲对子女保护行为之根深蒂固。加上人类的特征和社会影响，保护很容易走向过分保护（G. ParKer，1983）。这对子女的健康成长，尤其是独立自主精神，非常不利。但母亲们却很难弄明白这些，更难改。

我们最常听到的是母亲的诉苦和抱怨："我舍不得吃，舍不得穿，十多年了，好不容易把他拉扯大。我为了什么，还不是为了他将来有出息。现在却惹来各种批评，孩子对我也不满意。生儿育女真没有意思。"

心理治疗师要做的至少有这么两步。第一步是对母亲的苦心表示理解。我们必须承认，保护子女是母爱的体现，也是人的一种天性。对此必须有充分的理解，然后才谈得上第二步：对子女不是不管，而是管到什么程度，什么该管，什么最好不要管，等等，就这些问题和母亲讨论。

二、权力

如果认为权力只是人类社会所特有的现象，而动物界完全屈从于"丛林法则"，即弱肉强食，那就错了。下面举一个例子。

挪威动物学家 T. Schjelderup-Ebbe（1922）观察到并用实验证明家禽群体中存在着恒定而严格的鸽啄等级（peck-order），即高等级的可以任意鸽啄低等级的，而低等级的则不能鸽啄高等级的。

在心理治疗中，我们常遇到的有两种情况，一种是母亲对子女的控制，一种是夫妻争夺话语权。

一位 45 岁的母亲对她的独生子管得很严，要求很高。结果是，这孩子从小"非常听话"，"很乖"，读书用功，考试成绩一直优秀，高考后成功地进入了一所名校。住校一年左右，这个男孩爱上了一位女同学。母亲得知后，忽然感到莫名的惶恐，坐立不安，似乎大祸临头。持续数周，植物神经症状逐渐显著，不得已就医，被医生诊断为"焦虑症"，而求助于心理治疗师。

显然，这位母亲对儿子的控制欲很强，并且多年来得到了充分的满足，而现在忽然失控，这失控感便是焦虑。如果一位母亲领悟到，对子女过分控制所体验到的正性情感或满足，这本身就是不健康的，那一切都比较好办。事情的难处恰好在此：要求一位母亲放弃对独生子的控制，几乎等于要她的命。跟前述"保护"一样，治疗师必须对母亲的控制欲有充分的理解，并且是设身处地、将心比心的理解。随着关系的发展，母亲对治疗师有了充分的信任，治疗师便可以逐渐启发母亲：我们谁都不愿意在别人严格的控制下过日子，即使控制者心怀善意，因为独立自主是每一个人都有的一种基本心理倾向。

三、被重视（Mattering）

K. Jaspers（1963）对戏剧型（或译表演型）人格障碍做了经典的描述，把它的特征描述为"寻求注意（attention seeking）"。

如果认为"吸引眼球"的人都有几分病态，那就错了。人人都有被重视的需要，并且有其生物学的根源，小鸡总是叽叽喳喳叫，跟婴儿啼哭一样，都是在吸引母亲的注意，这是求生本能的一种体现。关键在于，我们要把被重视这种需要的满足区分为初级和高级两种形式。初级形式是用个人的身体去吸引别人的眼球。一位年轻女子坐在高楼阳台的边缘上，两条小腿悬空，声称不想活了，可就是不往下跳，引起许多人围观。精神科医生称此为呼救（help-crying）行为，推断这种人，有情感上的难题，她本人实在无法解决。心理治疗师理应给予帮助。

高级形式是被人重视的事物可以离开个人肉体而独立存在。例如，司马迁著《史记》，其人死去已两千多年，但《史记》流传至今，被视为世界一流的优秀文史著作。古人称立德、立功和立言为三不朽，都是被重视的高级形式。心理卫生之道不是对被重视的需要取否定态度，而是从初级形式向高级形式发展。

在此就心理治疗总起来说几句。笔者对个人心理持双重基础观，即个人心理具有社会存在和生物学的双重基础。因此，心理治疗者在狭义的专业上力求精进以外，还要对社会科学和生物科学的成就有所了解，并应用于治疗中。不妨再举一例。父母望子成龙的心理，有哺乳纲动物祖先的遗承在起作用，这是一方面。另一方面，"春风得意马蹄疾，一日看尽长安花"（唐代诗人孟郊《登科后》）的历史文化传统，以及 40 年来一孩政策造成父母之间的"军备竞赛"（郑也夫，2013），也都在火上浇油。这可以说明高考竞争为什么异常激烈。因此而出现种种心理卫生问题相应地非常多，也就顺理成章。

第 三 部 分

　　本书第三部分共提供了 4 个案例，为了保证隐私不被泄露，对病人的姓名和身份特征（人口统计学资料，如年龄、职业、婚姻家庭历史等）已经进行了处理。

　　部分案例来自康士林心理咨询中心，所有案例由王琦女士撰写。

案例资料

求助背景

来访者 X 半年前被诊断为焦虑症，间断口服抗焦虑药物。近 1 个月来，她变得总是担心有什么不好的事情要发生。在单位小心翼翼，尽量避免惹麻烦，在家容易跟父母、男友发脾气，常感紧张、心累，对突然的响声变得敏感。间断性睡眠时间减少，一周有两三天只睡三四个小时。因 2 个月后即将举行婚礼和备孕，故计划停药改做心理治疗。

第一印象

X 是一位 30 岁的职业女性。一眼看得出，她衣着打扮和妆容都是精心修饰过的，说话语速较快，"工作式的微笑"掩盖不住紧张。

求助问题和心理困扰

初始访谈中，X 说她 2 年前开始容易紧张、激动的明显诱因是和同事之间发生不愉快的事情（不愿具体说），认为同事之间互相排挤、关系复杂。她觉得难以应付，常感委屈和生闷气，但一直坚持工作。她主要负责每周 2 次代表所在部门在会议发言，听者有数名上级领导和其他部门同事近 20 人。半年前，在发言的前 10 几分钟，X 突然感到紧张，心跳、呼吸加快，马上离开会场到楼道喝水，想镇静下来，没能缓解反而浑身发抖不能发言。随后到某医院就诊，被诊断为焦虑症，口服罗拉、阿普唑仑和杜洛希丁。她旅行散心 2 周后回来继续工作，不服药会感到紧张，且越想控制住紧张就会越紧张，之后没再出现过上述"发作"。从此，X 开始担心"焦虑症"好不了怎么办？发言前再"发作"怎么办？在发言时显得不够专业，被领导、同事说没有能力而被调到不重要的部门怎么办？她在工作中不能像以前那样集中注意力，导致写发言稿效率下降，发言时出错，有时会忘记领导对她说了什么。

近一个月来，X 更关注筹备婚礼，似乎对工作上的担心少了些。更担心 2 个月后的数百人大型婚礼出现纰漏，全场不能像她在会议发言、主持那样由她掌控。担心她站在台上突然紧张、控制不住发抖，被来宾看到。尤其被坐在前排的爸爸和爸爸的重要朋友（也是她的领导）看到不好。担心双方父亲发言不够好被来宾笑话。

X 希望治疗师在短期内帮助她在婚礼上不那么紧张，避免出丑。她还笑着说："等我婚礼办完，度蜜月回来上班，这些担心没有了，工作中的那些担心一定会回来的。"她还表达了对婚前"小女生"生活的恋恋不舍和即将出嫁成为"女人"（为人妻和为人母）的失落感和恐惧，希望通过心理治疗能适应新的角色。

生活史

虽然 X 出生后和父母一起生活，但父亲在外地工作，只有公共节假日回家。母亲自生女儿后就成了全职家庭主妇，但 X 主要是由阿姨（保姆）照料。X 是被全家娇惯的独生女，从小学习好、能歌善舞，但没有特别要好的朋友。她回忆从 4 岁到 19 岁经常去外婆家，无论是去幼儿园还是上小学都是外公接送，感到最幸福的是在表姐妹中得到外公独一无二的宠爱，和外公在一起无话不谈。外公对她"既慈爱又支持"，"有批评但不凶"，每次放学接她后都陪她到想去玩儿的地方。外公把他自己的零用钱几乎都花在她身上，曾让很多同学羡慕不已。外公在世时，她无论做什么想到外公就干得特别带劲儿。X19 岁时外公去世，她在丧事中因过分悲痛几次晕厥，外公去世使 X 对生活感到茫然，干什么都觉得没劲儿，经常梦见外公。

22 岁时，X 本科毕业于国外知名大学。回国后做艺术表演相关工作近 3 年，得心应手，感到非常开心。25 岁时，因爸爸认为女儿应有一份正式而稳定的工作，将 X 安排在某新闻媒体工作，X 在那里工作一直到现在。

X 的妈妈性格开朗，有很多吃喝玩乐的朋友，过着安逸的生活。X 长大后，和母亲互穿对方衣服、共用化妆品。爸爸不希望女儿像妈妈这样生活，母女俩经常趁爸爸出差悄悄去旅行、购物。她表示更愿意和妈妈一起旅行而不是男友，还邀请妈妈一起去国外蜜月旅行。其实，她不完全喜欢妈妈这样"不思进取"的生活。爸爸是很严格、挑剔的人，容易对"他在意的人"发脾气，总认为他的决定是正确的，希望别人都能按他说的去做。虽然爸爸大部分时间表现得紧张和严肃，但她不认为爸爸有焦虑或抑郁问题，也从来没听说过家族有过这种问题。

爸爸不但为女儿安排中学 6 年读书的学校，还为她安排出国留学所读大学、专业及回国时间。回国后，爸爸说要开始规划她的人生，让她放弃喜欢的事去干"正经工作"，还为她多次安排相亲，直到遇见爸爸认为门当户对的现丈夫。X 说她早已习惯了爸爸为她安排一切，相信爸爸能为她做最好最有道理的决定。她从小希望在严厉的爸爸面前表现得完美无缺。怕爸爸失望，不敢告诉爸爸她得了焦虑症。在爸爸面前总是极力掩饰紧张，但越掩饰越感到紧张不安得厉害，有时爸爸叫她一声，她会吓一跳。爸爸为此很不满意说："你这个胆量，能干什么大事！"

X恋爱1年来，男友对她体贴入微、言听计从。她认为爱她就应如此，偶尔因对方没及时回应或没按她的计划办事就会控制不住发脾气，希望婚后丈夫能像外公一样无条件地宠爱她。举行婚礼前2天，X见治疗师时流着泪说她在婚礼上最想念的人将是故去10年的外公。

再次见到X是她度蜜月回来。她边给治疗师喜糖边兴高采烈地说："婚礼很顺利很满意，我一点没紧张，非常享受过程，感觉还没享受完就结束了。"当谈到蜜月时，她神情渐渐黯淡下来。蜜月旅行期间，X不愿意让妈妈感到被冷落，白天玩的时候特别留意妈妈是否开心，晚上多数陪妈妈睡，感到很累。看到丈夫事无巨细地照顾她们母女俩，内心感到愧疚和可怜丈夫。她面对丈夫的小心翼翼、言听计从，既享受又担心丈夫是在忍耐和伪装，日久天长会不会最终爆发？她从在蜜月旅行中就有一种特别的感觉：担心看到的景物下一秒就再也见不到了，散团时想到可能再也见不到那些人就难过，回来后对在美容院见到的陌生人也有同感。她由此联想到和外公最后一次见面的情景。外公去世的前一天，她在去和朋友约会的路上买了蛋糕顺便看望已经病重卧床的外公。在外公身边坐了一会儿，走到门口要离开时，外公用力招手要她回来。她转身说："坐半天了，明天我还来，再说吧。"她伤心地说没想到这竟成了与外公最后的道别，她为此感到遗憾和内疚。近来，她喝过饮料的瓶子要打开盖儿后扔掉，否则就会感到自己像在瓶子里喘不过气，在家开窗会让她感到舒服。X认为这与她感到婚后生活受约束有关，如，临时想出门美容、购物或见朋友，还要顾虑丈夫是否介意下班回家看不见她。

案例分析

焦虑类型

焦虑大致可以分为三种类型，即内心冲突引起的焦虑、期待引起的焦虑和控制欲引起的焦虑。三种焦虑类型不一定同时出现在一个焦虑患者的身上。但此案例中的 X 是三种焦虑类型都具备的患者。

第一种，是由她的内心冲突引起的焦虑。

表现在她对父母的感受上，认为爸爸为规划她的人生所做的一切（从上学到结婚）都是正确合理的，都是"为她好"。她庆幸有如此"给力"的爸爸，认为只有爸爸的规划才能让自己走上顺利、正确的航道，只有爸爸的高期待才可能使自己干出一番事业，但又非常反感爸爸的严厉和约束，使她在爸爸面前总感觉不完美。她想干一番事业令爸爸满意，但又不愿意为事业付出太多而失去享受生活的时间，这表明她既享受爸爸的保护又渴望自由，既在乎爸爸的评价又渴望满足自己的愿望。X 虽然从小喜欢妈妈大咧咧、开朗的性格和善于结交朋友，和妈妈关系亲密，但不愿意成为像妈妈那样过于贪图安逸、不思进取的人，她对妈妈怀有强烈的矛盾情感。孩子从小以父母为榜样，父母的人生价值观不同容易导致孩子在人生态度上不知所措。X 就是犹豫不决于"干事业"和做"普通女人"之间，犹豫不决于"独立承担责任"还是"做父母的孩子"之间，这些存在于 X 内心的冲突都会引起焦虑。

第二种，是由她对未来的事情有过分不好预估引起的期待性焦虑。

期待性焦虑背后有对自己的过高期待和追求完美。如，当众发言之前，她担心表现"不够专业"让领导和同事看不起，但她也不清楚怎样才算"够专业"。这表明她在追求一种永远达不到的标准，即完美主义。她请婚假怕给领导留下不好印象而不利于将来事业发展，给爸爸丢脸。她害怕婚礼上控制不住发抖被人看到不完美的新娘。担心丈夫有一天会因为不能忍耐她而爆发或出轨，别人会说她不是一个好妻子。

第三种，是由控制欲引起的焦虑。

X 表现在以下几个方面：一是因婚礼由别人主持，她不能像自己在会议发言、主持那样掌控全场，担心某个环节出纰漏而没人救场；二是担心双方父亲婚礼上致辞表现不够好而被来宾笑话；三是对言听计从的丈夫偶尔没按她的计划办事就会感到失控发脾气。可见，X 想要掌控她自身之外的事物，这是她的控制欲给她带来的焦虑。

人格特质

一般来说，神经症患者发病是以一定的人格特征为基础的，人格特征决定了人看待周围一切事物的态度。尽管要使病人了解自己并使其态度发生改变是非常困难的事，但却是心理治疗的最终目的。因此，有必要对 X 的人格特征进行分析。

X 的一个人格特征是希望获取他人的关注，在意他人的眼光，表现在：她从小能歌善舞，22 岁回国后愿意从事艺术表演这类能够成为他人关注中心的工作并感到非常开心；在工作中过分重视当众发言的表现，担心他人不好的评价，以致"演讲焦虑"症状充分爆发。实际上，她担心失去这份在单位相对能够吸引别人眼球的工作；她每次来治疗时的打扮像"时装走秀"一样一丝不苟。

X 不成熟的人格特征也显而易见。她从小和外公关系亲密，可以理解外公去世令她悲伤不已。但外公去世后，她感到生活茫然，甚至在外公去世很多年后提起此事仍泪流满面。30 岁的成年人期待丈夫能像外公那样无条件地宠爱她，对丈夫给予她婴幼儿般的呵护、照顾有强烈的愿望，而从没考虑过和丈夫互相关心体贴，这不能说她的人格是成熟的。再看她和父母的关系，她和母亲彼此不分你我（如前述），甚至邀请妈妈同去"度蜜月"。说明 X 仍依附于母亲，没有在精神

（心理）上脱离母亲而形成独立个体。她对父亲的各种安排取绝对服从的态度，几乎没有独立的想法和决定。说明 X 在精神上依赖父亲，没有在心理层面与原生家庭分离，成为一个独立自主的成年人。这些不成熟的人格特征限制了她将情感投注向同龄伙伴、爱人、丈夫，为跟他人建立亲密关系带来了困难。她把婚前的生活称为"小女生"生活，并为婚后结束这种任性、依赖的"小女生"生活感到失落，实际是不愿意长大承担责任。

重要他人

从个人的发展角度来看，X 生命中的重要他人有三位：爸爸、妈妈和外公。X 记忆中的父亲很少在家，经常出差，对她非常严肃和严格。她感到和外公最亲，被保护、照顾和宠爱的需要从外公那里得到了充分的满足。但外公的爱是次生性的爱，母爱才是原初性的爱。从 X 对外公的依恋可以推测，她不但父爱不够，母爱也是缺乏的（如前所述，母亲是全职家庭主妇，但照料主要由保姆来做）。一般来说，在次生性的爱中长大的人容易出心理问题，但好过连次生性的爱都没有的人。缺乏母爱会导致缺乏安全感，或许 X 从四五岁幼儿园时期就埋下了不安全感的根子，有不安全感的人会用"完美主义"追求掌控感来代偿（如前所述，X 过分追求完美和强烈的控制欲）。一个人的不安全感越重，神经症的症状表现得就越早。外公次生性的爱弥补了 X 的母爱和父爱的不足，起到了一定的作用，所以她是在参加工作后，结婚前需要角色转换时才表现出神经症性症状的。X 与外公的联结非常紧密，外公的离世对于 X 来说是一个重大丧失，已经过去十年，X 仍有一些延长哀伤的症状：对于生活感到迷茫；经常梦见外公；一提起外公，泪流满面；为外公离世前一天自己的"拒绝"感到深深的遗憾和内疚。

此外，X 有对父母双重认同的倾向，一方面认同了父亲对人强烈的掌控欲，如，容易对"他在意的人"发脾气，希望别人都能按他说的去做。她使丈夫言听计从，按照她的计划办事，否则就有失控感，而她没有认同父亲认真干事业的精神；另一方面，她认同了母亲追求安逸的生活方式而没有认同母亲开朗的性格和善于交友。

治疗过程和效果

X 共进行了 13 次个体心理治疗。通过讨论"完美主义"怎样导致的焦虑，也在她努力实践下，焦虑症状得到了缓解。在 X"度蜜月"回来后，抓住时机对她的哀伤进行了处理。如果她可能再次回到治疗中来，继续帮助她完成由"小女生"到"女人"的角色转换。

在初始访谈中，X 只谈对 2 个月后的婚礼感到紧张和害怕，并希望尽快得到方法消除不良感受。从她急切的心情感受到了她的焦虑不安，治疗师向她澄清具体害怕内容，同时引领她了解她自己的内心。由她怕婚礼上发抖被人看到不完美的新娘，联系到她发言之前担心表现不好被领导、同事说不够专业，请婚假担心给领导留下不好印象，使 X 看到她这些害怕和担心的背后是一种"完美主义"。就此和她一起讨论，使她弄清楚"完美"是根本不存在的，过分追求完美是不现实的表现，来源于对自己期待过高和希望给所有人留下完美印象，会使人陷入一种不可能实现目标的境地。当 X 意识到她在追求一种不可能时，治疗有了进展。X 进行了行为实验。她担心领导对她请婚假不满，带着忐忑不安去请假。领导不但对她请假表示理解和支持，还对她平日的工作表现给予肯定并希望她尽早回到原岗位努力工作。X 一句"原来我总是自己吓唬自己"说出了神经症患者的心理特征。针对她怕婚礼上出现纰漏和担心双方父亲讲话不好被来宾笑话，治疗师帮助 X 意识到在这背后，她内心存在着一切客观世界都要在她掌控之中的欲望。这同样是不可能的！治疗师还鼓励 X 在婚礼上尽量不把过多精力关注他人，而是照顾好自己内心感受，体验成为新娘的幸福时刻和婚礼的美好过程。

X 度蜜月回来后的第一次治疗，恰逢隔周是外公的祭日。根据她长期以来对外公去世的悲伤、婚礼前两天来治疗时所说、蜜月期间的感受和联想，能体会出她心里一直延续着对外公去世的哀伤。治疗师建议 X 面对外公的遗物（生前一直戴的手表）给外公写一封信，祭扫时把这封信处理掉。她流着泪点头表示愿意尝试。之后她并没有告诉治疗师信的内容，但这个仪式对她很有帮助，她说："完成这个过程非常难过，但现在感到从未有过的轻松，再想起外公时没有之前那么心痛了，外公也不希望我总是为他哭哭啼啼的。"

X 提出希望治疗师在接下来的治疗中帮助她适应由"小女生"过渡到"女人"的生活。治疗师对 X 婚后感到不自由表示理解，并表明看到了她在努力站在丈夫的角度想问题，能顾及丈夫感受的进步，有完成角色转换的愿望。尽管 X 有告别"小女生"生活、成为"女人"（为人妻，为人母）的动机，但想必治疗的阻力会很大。撇开 X 本人从"小女生"的角色中的获益不谈。X 的父亲为女儿安排相亲，直到找到令父亲满意的女婿；X 的丈夫对她百依百顺、言听计从的伺候，包括在度蜜月期间对岳母的照顾入微；X 母亲和女儿格外"亲密"。这种关系的背后可能会是一家人的"合谋"：X 的母亲尽管过着衣食无忧的生活，但和丈夫两地生活，她的情感需要从"不长大"的女儿对她的依赖中获得；X 的丈夫如果能够通过岳父在事业前途上获得满足，就必须伺候好"小女生"一样的妻子以获取岳父的满意；X 的父亲通过为女儿选择这样"无可挑剔"的丈夫进一步证明他的"正确"和"为女儿好"，今后父亲不仅能继续规划女儿的人生，还可以安排女婿的前程，控制欲能继续得到满足。如果 X 不再做"小女生"，母亲将失去不健康的感情的依附对象，她的丈夫将失去获得岳父满意的机会，父亲将失去女儿的依赖，同时就会失去对女儿的控制。可见，要使 X 离开"小女生"的位子是何等困难。

然而，当治疗进入新阶段，讨论"角色转换"话题时，X 偏巧怀孕了。通过电话告诉治疗师她需要卧床保胎，表示胎儿稳定后愿意继续接受治疗，声音中透着喜悦。4 个月后，治疗师通过电话对 X 进行了随访并邀请她继续治疗。她说："我现在身体很好，情绪也很稳定，但爸妈和先生都不同意我去上班。他们每天照顾着我，唯恐我不高兴影响胎教，所以我想过一段时间再恢复治疗。虽然怀孕了，但我还是找不到做妻子和将要做妈妈的感觉。"

无论是从时间上计算，还是治疗师通过电话了解，她是可以继续来治疗的。但她以各种借口迟迟不恢复治疗。不难看出她又想成为"女人"、又不愿意结束"小女生"生活的内心冲突为治疗带来了阻力。这个治疗还有很长的路要走。

案例资料

求助背景

来访者小丽是个 19 岁的独生女，首次来心理治疗时是她上高二年级开学后 2 个月。开学 2 个月来，小丽的情绪越来越低落，偶尔请病假一两天不去上课。近 2 周因每天凌晨睡觉、下午起床而无法上学，夜间不是上网看电影、电视剧，就是玩手机。在家经常发脾气，感到活着没意思。因小丽 15 岁时有过自杀未遂，父母担心再出意外，故小丽在父亲陪伴下来医院心理科进行心理治疗。

第一印象

小丽中等身材，衣着朴素，看上去要比实际年龄略显成熟。齐耳的短发几乎将那张圆圆的没有生气的脸全部遮住。说每句话之前似乎都要经过仔细斟酌。

求助问题和心理困扰

在初始访谈中，小丽告诉治疗师，近2个月来她感觉学习劲头不如之前，上课不能集中注意力听讲，学习成绩达不到妈妈的要求。妈妈的要求是在50名学生的实验班里保持前3名。小丽很平静地说："我觉得从小到现在一直是为他们（指父母）而活，学习也是为迎合、讨好他们。尤其她（指母亲）要求我现在成绩优秀，将来有出息，做成功人士。这些要求早已成为我对自己的要求，达不到就觉得自己很差劲。他们还说我有'精神病'，所以觉得活着特别没意思。"

当治疗师问妈妈怎样看女儿现在的状况时，妈妈侧过脸面向一直低着头的女儿，蹙着眉头无奈和略显不耐烦地说："我也一直在网上搜与抑郁症有关的东西，还是认为她有病（指抑郁症），内心太脆弱，抗压能力不强才这样。不然别的孩子也和她一样有学习压力，怎么不会像她这样厌学呢？"妈妈还说，小丽初三时在精神病专科医院诊断是抑郁症，也的确有过跳楼自杀行为。高一时情绪不稳定，诊断是双相情感障碍，但她就是不愿意承认自己有病，不吃药，愿意心理咨询。

小丽表示现在没有自杀想法，希望通过心理治疗能够恢复正常的学习状态，不再过分在乎别人看法（她说虽然希望能做到，但这对她来说实在太难了）。父母希望通过心理治疗使女儿改善情绪，从"厌学问题"中走出来。

从小丽的父母那里了解到家族三代两系无精神病史。

生活史

成长经历

小丽出生后和父母一起生活。从上幼儿园（3岁）到小学二年级（7岁），在妈妈逼迫下上琴棋书画各种"兴趣班"。她恨妈妈给她报"兴趣班"，为占去了她所有游戏时间感到无奈，说这些"兴趣班"使她由一个性格开朗、活泼、乐观的孩子逐渐变得每天感到疲惫和痛苦。妈妈认为让女儿参加"兴趣班"是为女儿好，能使小丽气质更好，多一些特长为了将来升学能加分。小丽经常因为这些"兴趣班"被妈妈训斥，甚至打骂。

上小学三年级（8岁）后，妈妈决定让女儿退出所有"兴趣班"，全部周末用来参加语、数、外课外补习班。过多的课外作业使她难以完成课上老师留的作业，考试成绩并没有明显提高，妈妈为此非常着急。一次，小丽放学回家高兴地告诉妈妈老师在班上表扬她是个善良的孩子，妈妈一盆冷水泼过来说："善良没用，分数第一。"尽管当时非常伤心，但她渐渐地认为妈妈说的有道理。

小学五年级（10岁）开始，尽管不喜欢穿校服，学校也只要求周一穿，但她每天强迫自己穿，担心穿了自己的漂亮衣服会有不好的事情发生。至今，依然当她开心时就会担心会发生不好的事情，认为"好事"是偶然，"坏事"是必然，从没有安心的时候。她还说自己是个"对别人的批评忘不了，表扬记不住"的悲观主义者。

初中一年级，小丽因写不完作业害怕老师批评偶尔谎称肠胃不适不去上学。后来担心考试成绩不好被妈妈打骂，口服果导片谎称"肠炎"间断不去上学长达一学期。当她真的身体不舒服，妈妈也说她"装蒜！为了不念书"。为参加期末考试，妈妈决定请"一对一"老师，用一个月的时间补上一学期的所有课程。她白天补课9个小时，晚上熬夜做习题，整天处于懵的状态。一个月花了2万多补课费，最终因小丽惧怕考试结果不理想而放弃考试导致复读，"就会浪费钱"成了父母的话柄。她也因为家境并不富裕，却白白花了这么多钱深感内疚。小丽丝毫感觉不到妈妈的关心和体贴，无论遇到什么困难，也不愿在妈妈面前掉泪和表现一丝"懦弱"。一次，她因为被妈妈骂"神经病"而伤心流泪，妈妈冷笑着撩开她的头发说："呦，又哭了，就你这样还写得下去呀，你跟谁在这装模作样呢？"她厌恶妈妈的手碰她的头发，每当妈妈靠近时她就感觉像"女魔头"逼近一样不寒而栗，妈妈的言语像针一样一次次刺痛着她的心，使她觉得整个世界都是"带刺儿"的，非常无助和恐惧。

家庭模式

一家三口晤谈中，母亲发言主动，父女俩多沉默不语。父女同来时，爸爸说个没完，小丽几乎不插话，甚至有时走神。当小丽一个人来治疗时，非常专注谈话，表达得很好。

父母对小丽的教育一直持不同观点，经常为此大吵，甚至动手。父亲事无巨细地照顾女儿生活，在学习成绩方面没有要求，认为能去上学就好。在作息时间上却很严格，被小丽称作"军事化管理"。即使不去上学，爸爸也要求每天 6 点半之前起床（叫醒或硬拉小丽起床），晚上 10 点睡觉，坚持一定量的运动。小丽一方面庆幸爸爸不像妈妈那样要求她的学习成绩和排名，另一方面也感觉爸爸教条得不近人情。她承认在妈妈影响下认为爸爸是个懦弱无能、不思进取、没出息的男人。父女俩都认为母亲是没有平常心的"凤凰女"（离开老家农村，大学财经专业毕业，现月收入 2～3 万，是家庭经济收入的主要来源）。爸爸在一次晤谈中无奈地说："我早已练就了强大的心脏，对付她妈的办法是要么不说话，要么说假话。"小丽曾在日记中写道："真想来世投胎一户好人家，遇见平凡善良的妈妈、不那么懦弱的爸爸。宁愿穷一点，总比每天胆战心惊、好像全身每一寸肌肤都浸在毒液中好，只想赶快逃离，不想再痛苦地生活。"

跳楼事件

小丽从 15 岁（初三）开始有自杀想法并在网上搜索自杀方法。自杀的想法似乎与她感到不幸有关。所谓不幸有对得到妈妈关心和理解的绝望，面临中考不能达到妈妈和自己的期待，考不好对不起生活上无微不至照顾她的爸爸，也无法面对老师、同学。一天上午，小丽听见妈妈在电话里跟爸爸说："我刚接到老师的电话问小丽为什么没去上学，你马上送她去上学"。她暗自思忖："今天宁死也不去上学！如果再逼我，我就以死报复妈妈，让她后悔！"爸爸放下电话催她去上学。她趁在自己房间换衣服之时纵身从 5 楼跳下，摔在了刚刚下过雪的土地上不省人事。救护车将她送进医院后诊断"胸椎压缩性骨折"，住院保守治疗 2 个月后继续康复治疗（此事由小丽父女在一次访谈中叙述，提起此事她仍紧张得攥紧拳头）。小丽说"跳楼事件"后，妈妈不再逼她去上学了，仅此而已。虽然一家人都认为她从 5 楼跳下万幸没有失去生命，也丝毫没有致残，但并没有看出妈妈后悔当初，也没能使妈妈对她的态度有根本转变。当提起"跳楼事件"，妈妈认为是女儿得了抑郁症，所以跳楼寻死，应该去看精神科医生吃药治病（小丽不希望让任何人知道她跳楼的真正动机是让妈妈后悔和报复）。

学业现状和计划

"跳楼事件"后，她对父母说她"有病"非常反感，但也觉得跳楼不是正常人的行为，为"跳楼事件"感到羞耻和自卑。小丽复读了初三，对学习成绩和排名感到满意，但怕同学们知道她"有病"和"跳楼事件"而不敢和同学们接近，为了让同学们看得起她而拼命学习。高一下半学期，她再次因为成绩、排名不理想而复读，复读期间感到满意，说自己有"复读依赖症"，"死要面子活受罪"。当高二又因同样原因想复读时，发现自己无法面对比同班同学大 2 岁成为"大姐姐"，只好选择不去上学。没有考试和排名情况下，她在家可以学习并能从中感到快乐。小丽伤心地告诉治疗师，其实每当她路过中学学校，看到穿校服的学生时心情就很复杂，内心充满了对回到同学中去的渴望，既悔恨又没有勇气回到学校。最终，她选择出国读书，认为国外同学之间不那么在乎彼此年龄，也没有排名。所以向父母提出出国留学，父母同意。

案例分析

"厌学"的心理动力

从小丽请"病假"不去上学而在家大部分时间上网，作息时间颠倒直到完全不去上学的现象来看，她容易被父母认为是"厌学"。但是，她反复复读，始终没有放弃学习。当考试成绩排名靠前就高兴，不去上学后仍能在家保持自学。每当路过学校，她很羡慕同龄人并渴望重返学校，愿意选择出国留学。这些行为和心理活动都能说明小丽并不是"厌学"。

小丽不去上学的原因是害怕考试，担心考试成绩不好，不能达到母亲"前3名"的要求。她厌恶和恐惧因达不到要求而被母亲讽刺和辱骂。"前3名"的要求是母亲不考虑女儿的特点与天赋的不合理要求。小丽从小在母亲严苛要求下，这种不合理的要求早已内化为她对自己的要求，达不到时就认为是自己的问题，自己不够好，不能接受并痛苦。妈妈认为小丽是"厌学"问题，是想要把责任推到小丽身上而免于看到自己为了个人面子而对女儿的苛刻要求。

跳楼的心理动力

小丽跳楼是发生在听到妈妈在电话中催促爸爸送她去学校之后的那一刻，不是"蓄谋已久"，且后来谈到跳楼事件时，她感到后悔。这说明她采取跳楼行动是仓促决定，有很强的冲动性。从她跳楼之前的想法看，跳楼动机是报复妈妈，让妈妈后悔。她用跳楼行为表达内心的无助和对妈妈的不满与绝望，希望跳楼能使妈妈的态度发生改变。当然，这是不健康的行为。从系统的角度来看，"跳楼"

是家庭系统"生病了"的一个症状，无所谓好坏，甚至对小丽来说还有"获益"：妈妈不再逼小丽上学了。但是从行为的效应来看，跳楼给小丽的身体造成了损害，也让小丽为此感到羞耻和自卑，而不敢和同学们接近。

妈妈认为女儿跳楼，一方面是得了"抑郁症"寻死，另一方面认为她内心不够强大而崩溃。认为同龄人也跟她一样有考试压力，怎么都不像她这样呢？妈妈没有意识到，小丽所承受的压力和其他同龄人是根本不同的，她的压力来自从小到大妈妈对她的高要求，来自无论如何要保持考试成绩"前 3 名"，达不到时需要承受来自妈妈的惩罚和自责。

非适应性的教养模式

尽管小丽是一直生活在妈妈身边的唯一女儿，但母亲对女儿缺乏关爱，母女关系并不亲密。这可以从小丽在个别谈话时对母亲的描述中看出。她说："我讨厌她假惺惺的样子，不喜欢她靠近我，更不愿意让她碰我。""她好像有特别的力量足以让我还没跟她争吵就败下阵来，有时她就像'女魔头'一样让我不寒而栗。"可见，母亲严苛、缺乏爱心并且已达到了一定程度。小丽母亲对女儿的教育是有问题的。当女儿放学回家兴高采烈地告诉妈妈老师表扬她"善良"时，妈妈却脱口而出"善良没用，分数第一"，即便是因为小丽的成绩不理想，在气头上的话，也露出了母亲"分数高于一切"的教育观点。这是对"做人"和"掌握知识"的本末倒置。

小丽母亲不但让唯一的女儿"不寒而栗"，也使丈夫"练就了强大的心脏"，"对付她妈的办法是要么不说话，要么说假话"。小丽母亲在家专横霸道，是家庭的"专制女皇"，常骂丈夫"没用"，使父亲在家庭里失去了应有的有力量的角色。在这样家庭环境中成长的小丽，更容易卷入，成为家庭问题的牺牲品，因为她希望能够通过自己平息"家庭战争"。

治疗过程与效果

治疗框架

在 5 个月的时间咨询师与个案工作了 18 次。遗憾的是一家三口只在治疗初始阶段一起晤谈了 2 次，小丽和妈妈同来 4 次，小丽和爸爸同来 2 次，小丽个别治疗 10 次。

在初始访谈中，这个家庭不是互相抱怨就是把问题推到小丽一个人身上。治疗师表明了虽然问题出现在小丽身上，但这不是她一个人"生病"，而是整个家庭出了问题。用系统式家庭治疗的观点引导家庭成员看到小丽的不去上学、闹情绪、甚至跳楼是整个家庭"生病"的症状，是每个家庭成员相互作用的结果。向一家三口说明需要每个家庭成员一起努力改变，才能使小丽的症状消失，使整个家庭走出困境。

虽然一家人表示同意做家庭治疗，但爸爸强调要靠个人意志克服自身弱点，别人的帮助是有限的。妈妈很难放下小丽"有病"的观点，并且以工作忙、身体不适请假不积极参加治疗。小丽希望通过治疗师改变父母对她的态度。家庭成员总是强调别人有问题，而不从自身发现盲点会给心理治疗带来阻力。

个别晤谈

治疗师与小丽共进行了 10 次的个别交谈。开始时她主要为"不去上学"和"跳楼事件"陷于深深的愧疚之中，甚至拒绝谈跳楼的事。与小丽建立了良好的治疗关系后，治疗师向她表达了能够体会她跳楼前的伤心、痛苦和绝望。同时感到她采取"不去上学"和"跳楼"这样的解决方式似乎给她带来了更大的痛苦和损失。比如，她担心邻居知道她不去上学而不敢出门，路过学校时渴望重返校园的心情，害怕别人知道"跳楼事件"而不愿与人交往。小丽表示同意，但认为不管怎样，她"不去上学"和"跳楼"都是错误和不正常的，不能原谅自己。治疗师本着"过而能改，善莫大焉"的态度，凭借小丽的信任，反复围绕"人，肯定是会犯错误的"，"跳楼的人不止她一个，虽然不好，但勇敢改过就值得点赞，对一个未成年人，尤其如此"的话题进行讨论。小丽是个非常聪明的姑娘，她对治疗的反应良好。一段时间后，她说通过谈话释然了，开始主动和之前同学联系，不再感到那么自卑和自责。

起初，小丽认为妈妈要求她"排名第3"的事没有错，能促使她朝目标不断进步，是她承受力不够才会"崩溃"。于是，治疗师帮助小丽分析为什么妈妈"前3名"的要求是不合理的苛求？她是真的和其他同学承受同样的压力而因为内心没那么强大才崩溃么？她在一次晤谈中说："我从来没想过妈妈说的话会有错。不管她怎样要求我，我都竭尽全力照做让她满意，只要她不高兴，就认为自己不够好。看来以后要自己思考、判断对错。"她联想到对爸爸的态度说："爸爸对我非常关心照顾，是个做事认真、责任心很强的人。但我受妈妈影响就认为他是个懦弱无能、不思进取、爱唠叨的男人，甚至想将来不能嫁给这样的男人。要是用自己的眼光看爸爸，他并没有这么糟，可能还能算上一个不错的爸爸。"

家庭晤谈

在共 8 次的家庭晤谈中，小丽经常以否认或沉默表示对妈妈的强烈不满，不会直接表达她的内心需要，这阻碍着母女的相互了解和感情的流动。治疗师帮助小丽体会她内心究竟希望从妈妈那里得到什么？将对妈妈的不满和抱怨变成具体的需要直接表达出来，让妈妈了解并尝试去做。摘录一次母女晤谈中的部分对话如下：

......

小丽："我喜欢有个平凡的妈妈。"

治疗师："你心里平凡的妈妈是什么样子呢？"［澄清］

（沉默）

小丽："其实就是需要一种亲近的感觉吧。"

治疗师："妈妈怎样做会让你感到亲近呢？"［进一步澄清］

（小丽沉默，流泪）

小丽："大概就是希望能从她那里得到鼓励和安慰吧。"

治疗师："妈妈听了有什么想说的吗？"［循环提问］

（妈妈第一次在治疗中抽泣）

妈妈："第一次听她这样说，之前真不知道她在想什么，从没考虑过她的需要，一直以为无论做什么都是为她好。"

治疗师："嗯，天下没有不疼孩子的父母，妈妈是为了女儿好。可是，现在小丽过得似乎并不好。这问题出在哪里了呢？"［线性提问］

（妈妈思考）

妈妈："这，呃，好像一路来，我太过于按照我自己的意志干了，希望她成为我理想中的孩子。这使我们俩的关系越来越不好。"

治疗师："她成为您理想中的孩子，会怎样呢？"［假设性提问］

妈妈："一方面她能过上好的生活，另一方面，好像也是为了在亲戚朋友同事中能有面子。可是现在她都没过上一般孩子的正常生活啊，还谈什么将来啊，真是笑话！"

……

小丽的妈妈有所领悟。"为你好"是很多父母常说的话。在这句话的掩盖下父母可以"说了算"，可以不尊重孩子的意愿，不顾及孩子的需要。实际"为你好"里面隐含着父母对孩子的控制欲和过分保护，特别是父母面对孩子不接受他们的建议而表现出愤怒，甚至惩罚，就露出了他们没能满足控制欲的挫败感。

治疗效果

从整个治疗看，虽然不是每次都进行三人同来的家庭治疗，但治疗始终紧紧围绕三人关系进行工作，使整个家庭发生了变化。小丽说不再故意以不起床对抗父母，还能够管理好自己的作息时间，父母不再说她"有病"。小丽除了自愿报了出国前的预备班，还开始出去打工。打工时有自信与别人相处，发现并没有人关注她的过去经历。爸爸和小丽都说不敢相信妈妈还能像现在这样性情温和，能够专注听小丽说在外学习、打工中发生的事情并有事采取商量的态度。小丽为父母之间有交流、母女之间比以前亲近而感到高兴。

案例资料

求助背景

朱迪来到医院心理咨询科，想尝试解决折磨她一年多的"焦虑发作"。朱迪几乎每天都生活在这个病的阴影里，接受过中西医治疗和心理咨询，对效果不满意。

第一印象

首次见到朱迪时，她是一位 36 岁打扮得体的市场销售女经理，看上去生气勃勃、精力充沛但缺乏女性柔和气质。她有一个 9 岁的可爱女儿。

求助问题

近两年来，朱迪一想到家庭的经济主要靠她支撑和她作为销售人员年龄已经不是优势（多数公司对销售人员的年龄要求是 30 岁以下），就感到有压力，担心失业。生活中她为自己的三口小家尽心尽力却得不到丈夫的称赞，感到"憋屈"，同时感到夫妻从未走近彼此的心。希望通过心理治疗能调整心态，得到夫妻之间如何相处得更好的建议。

心理困扰

朱迪虽然现在从事的工作和所学专业相符，但并不感到满意。澄清得知她当初选择市场营销专业是考虑好找工作和能有比较好的收入。没想到销售工作需要她这么多年来一直如此"低声下气"和"忍气吞声"。别人看她内心强大，但她说自己一直是撑着，每当一个人时就感到害怕和紧张。无论在做什么，她脑子都在不停地思考为什么得了"焦虑症"这种病？每当集中精神思考一件事时就担心"犯病"，常为此感到悲伤和绝望。她害怕在工作、聚会时发作被同事、朋友看出"犯病"，更担心女儿看出来，认为有个"精神不正常"的妈妈。每当思考问题时，她就不断提醒自己别一直想下去，否则渐渐陷进去出不来。她用"黄鼠狼"形容她的症状说："不是那种猛兽让你跟它拼死活，而是让你害怕但又看不见，从精神上慢慢折磨、消耗你，让你有束手无策的感觉，而且越想控制住陷得就越深。"

朱迪在大街上看到乱丢垃圾、随地吐痰和排队加塞儿的人，她会心生厌恶并在心里反复说："我千万不能干这种事，不能做没素质、缺乏道德的人。"她能意识到自己的条条框框太多，对别人要求过分严格，常感到"紧绷着"，但还是认为应该把最好的一面展现给周围人。

发病过程

在初始访谈中，朱迪向治疗师诉说了她"紧张发作"的历史，一年多来共有两三次能够被别人看出"愣神儿"的发作。第一次发作是在两年前，那天晚饭后，朱迪正为次日去参加 11 天的上岗前封闭式再培训做准备（一个月前结束首次培训且因内容难度大感到紧张），边收拾东西边想培训中可能遇到的困难及如何解决的细节。开始感到有"小紧张"，还能继续思考，她越深入思考越感到陷入一种不能自拔之中。突然感到脑子一片空白以致不能思考，眼睛往一处盯，同时感到心跳加速、头晕目眩、手脚冰凉，持续了 10 几分钟。她知道没有生命危险但很难受，立即由丈夫带到某综合医院急诊科，诊断"精神恍惚"。从那时起，无论是她自己能感到的"小紧张"，还是别人能看出的"愣神儿"，无例外出现在专注思考某一问题的细节时。

治疗师让她描述一下最近一次发作的情形。她说一周前晚上，坐在沙发里思考次日如何找某客户谈销售业务，越想越像钻进死胡同，突然感到脑子像"断片儿"一样不能思考了，目光呆滞（后丈夫说愣神儿的样子），心跳加快，身体发热。为了抵抗这种感觉，朱迪起身做点家务并告诉自己别这么深入想细节，也许什么都不会发生，大约 5 分钟后缓解。她担心是得了心脏病，曾到过几家综合医院就诊，有医生诊断是焦虑症。

生活史

家庭背景和成长经历

朱迪从小和父母生活在一起，有一个大她 3 岁的哥哥，她从小性格倔强，学习、做事样样不服输，老师喜欢她，但和同学总是相处不好。爷爷、奶奶和两个姑姑都在 1976 年"唐山大地震"中罹难，这件事对爸爸打击很大。爸爸多年来不工作，也很少出门，不是写字就是躲在角落里发呆，常常在喝酒后边流泪边说："当我挖出你们奶奶、姑姑的尸体时还都是热乎乎的呢。"朱迪小时候看到爸爸这样总有些害怕。妈妈是中学老师，在学校被公认教学能力强，但对学生严厉得出名。妈妈在家能干但对家人爱发脾气，据说也有过和朱迪一样的"紧张发作"，但从没有去过医院。每当妈妈责备不吭气的爸爸时，朱迪既心疼爸爸又感觉爸爸窝囊。母亲重男轻女，比如，朱迪和哥哥同样生病，妈妈说男孩更需要照顾。还明确说不管家境多困难都要供哥哥上大学，女孩无所谓，这使她感到很伤心。朱迪下定决心要自己努力争气，长大不做妈妈这样的母亲。但她又从心里敬佩妈妈是个女强人，一个人把家里家外的事料理得井井有条，让兄妹俩在学校和邻里中很体面。

朱迪大专毕业参加工作来到大城市，为了减轻父母的经济负担，她除了平时寄钱给妈妈贴补家用，还为哥哥买了结婚用房。她在工作中争强好胜，非常在乎领导和同事的评价，尽管销售业绩在公司总是拔尖，仍担心领导对她失望。见客户之前，她会把各种可能出现的情况在脑子里预演数遍直到满意。当她谈到在和异性打交道明显感到不自在，担心言谈举止不得体和显得不正经时，联想起 14 岁时的一段经历。

记得上初中后，她开始爱打扮，每当几个女生结伴以打篮球的名义和男生在操场一起玩就会感到特别开心。一次，被站在楼上的哥哥（兄妹同校）看到。那天晚上一家人围坐吃饭，哥哥郑重其事地向父母告状说："得管管你们的女儿了吧，没看见今天她和男生一起嘻嘻哈哈、推推搡搡的样子有多不正经，太让我在学校没面子了。"朱迪听了哥哥这番话，望着妈妈审视的眼神顿时感到脸发烫，从没感到过这么丢人，恨不得有地缝钻进去。从此，她再没和男生一起玩过，和男生说话时变得拘谨和不自在，怕别人看见被说行为不检点。

婚姻生活和亲子关系

结婚十年来，丈夫工作不顺利，每份工作最长不过 3 年，短至几个月，现在和几个朋友创业做小本儿生意，也是赚少赔多。朱迪说她不在乎丈夫学历高低（丈夫是高中毕业）和收入多少，但不能忍受男人待在家里不出去工作，唯恐伤了丈夫的"自尊心"，常是嘴上不说心里急。朱迪在描述她是怎样对待丈夫和女儿时，看似抱怨但能感觉到背后的得意和骄傲，她说："我在家简直就像照顾两个孩子一样。大事到买房、买车、装修都是我一个人操心，小事到他们的衣服都是我来买，每天穿的衣服、鞋和袜子都是我前一天准备好。我在家爱和他较真儿，但在朋友面前给足他面子"。

丈夫认为她是女强人，但从没有过赞赏的只言片语，她对此感到"憋屈"和难以理解。丈夫在夫妻吵架时说："我不希望你像管孩子那样管我，一点自由都没有"，"如果离婚我什么都不要，我知道这个家是你的！"这令朱迪更加感到委屈。她不满意丈夫在家一贯寡言少语的样子和经常拒绝参与母女的假日活动。一次六一儿童节正逢周末，朱迪希望一家三口一起开车到郊外游玩。丈夫不假思索地拒绝："你们俩去吧，我不去。"她继续追问不去的理由，丈夫沉默作答，夫妻大吵后冷战。朱迪说这就是他们的"模式"，一直感觉他们彼此从未走进对方的心。她经常检查自己是否哪里做得不够好？但除了丈夫不夸赞她，亲戚朋友都说她是"上得厅堂，下得厨房"的好妻子。所以，有时她为丈夫不欣赏自己而气馁，想过放弃努力改善关系。当治疗师问："丈夫的什么地方吸引着你，使你爱上他并有了可爱的女儿，一起生活了 10 年呢？"她思考了一下说："其实我内心很矛盾，虽然不喜欢他在家对我和女儿那么严肃，甚至冷漠，但从认识他就感觉他真诚老实、靠得住，和他在一起就是感觉踏实。"

朱迪认为和女儿关系良好。女儿愿意跟妈妈说学校里发生的事情，比如，为考试成绩和同学关系的开心或沮丧。但朱迪认为女儿还是有些怕她，考试成绩不好时会怯生生地让妈妈签字。在女儿考试前，她比女儿更显得紧张不安，会反复问："你复习得怎么样？考试有把握吗？"女儿完不成当天她留的课外习题，她就会不舒服，一定坚持让女儿熬夜做完才能睡觉。朱迪担心自己的焦虑情绪影响女儿。随着女儿长大，她越来越担心女儿会像她一样和同学相处不好而被孤立，担心长大像她一样爱较真儿和过于追求完美，没有亲密的朋友。

案例分析

工作压力

朱迪感到工作有压力，实际是工作给她带来的一种不满意和不快乐的体验，即"别人看她强大，实际她是撑着"。她在谈话中流露出对工作的报酬是相对满意的，对工作本身不感兴趣，特别是她感到工作中要"低声下气"和"忍气吞声"，其实这是她本人性格强势、难以与人平等而造成的敏感。按理说，当一个人从事的工作是所学专业时会有满意的体验，而她并非如此。澄清得知，当初她选择这个专业是为了毕业后好找工作和能有比较高的收入，放弃了喜爱的美术设计专业。她说："谁不知道销售工作需要看人脸色，记得刚工作时脸皮薄，客户说特别难听的话把我拒之门外，那是真哭啊，只能鼓起勇气擦干眼泪再敲门。"工作近 20 年，凭她自己的收入买了房子、车，令亲朋羡慕，自己也感觉有面子，让一家三口过上"体面"的生活。显然，朱迪为了证明自己和过上令人羡慕的"体面"生活，做着让自己精神痛苦的工作，这是她工作压力的来源。

人格特质

朱迪在一年多的时间里，明显有过 2 次她自称的"紧张发作"，偶尔有"小紧张"都能通过自己调节而缓解。每次发作都无例外地出现在专注思考某一问题细节时，这与她的人格特质有关。

安全需要是人的基本需要之一。朱迪母亲也曾有过跟她一样的"紧张发作"，说明她母亲也可能有焦虑气质，加上母亲"重男轻女"的态度和行为使朱迪有被忽视感。从小缺乏母爱，对朱迪来说是一种持续性的创伤，在她心里埋下了不安全感的根。这就造成了她以追求完美、争强好胜、道德水准要求过高和僵化的行为模式来代偿不安全感。比如，朱迪从小和同学比学习、比打扮；现在不愿意见比自己"混得好"的同学，这样的同学约她见面，她会以各种理由推辞；不如人时就生气自己不够努力。明知道这样不好也不对，但她做不到不和别人比。工作中过于追求细节，对不能主动遵守规则的人一概认为是"没素质"和"缺乏道德"并暗自告诫自己千万不能成为那样的人。"篮球事件"后她不再和男生说话，如果说话就感到拘谨不自在。每次来心理治疗都提前 2 分钟到达。这都表现出她僵化的行为模式。朱迪缺乏爱和很难尊重他人的人格特质表现突出。她从小学习成绩好和长大后工作表现突出，这表明朱迪的社会功能相对良好。

母女关系：认同母亲

朱迪虽然从小不喜欢妈妈强势，长大不愿意成为像妈妈一样的女人，但却在很大程度上认同了妈妈。比如，她从小倔强、不服输，长大后能干、工作上追求完美、争强好胜。结婚后在丈夫眼里是"女强人"，对孩子、丈夫性情急躁和强烈的控制欲。在妈妈影响下认为爸爸窝囊、缺乏男子气，而她同样嫁给了一个"高中学历、工作不稳定"，但"老实听话"的男人。尽管这样的丈夫在婚姻中满足了她强势和处于优势的需要，但这是她不能从夫妻关系中获得幸福感的根源。

夫妻关系：权利争夺

朱迪任劳任怨为小家付出，但得不到丈夫的赞赏。她为此感到"憋屈"和"不能理解"，更为夫妻彼此没有走进对方的心而深感痛苦。她不断在自己身上找原因，但仅限于在自认为无可挑剔的穿衣打扮和料理家务方面。或许我们可以从她和丈夫的互动方式中找出答案。

朱迪在家大小事说了算，对丈夫像对孩子一般的"照顾"，每天为丈夫准备次日要穿的衣服、鞋袜，这本身就带有贬低、看不起和不平等的意味。一次丈夫聚会之前没事先说且没回她的电话，朱迪连续打40次电话直到丈夫接为止，这早已超出正常的关心，是对丈夫强烈控制和不尊重的表现。可是她却认为自己常怕伤了丈夫的"自尊"忍着一些话不说出口。她忽视了她给丈夫带来的"没有自由"和"这个家是她一个人的"的感觉。一个被妻子控制、看不起的丈夫怎么能够赞美妻子呢？这才是丈夫对她不满意、拒绝和冷漠的原因。

在朱迪夫妻之间也存在着竞争和权力的争夺。由于朱迪的母亲"重男轻女"，可能会使她有逃离女性角色的倾向。比如，她看上去生气勃勃、精力充沛，缺乏女性柔和气质。从小到大和哥哥之间存在竞争关系，好好读书超过哥哥，为了讨妈妈喜欢，避免犯和哥哥一样的错。长大后到大城市自食其力，哥哥却在家依靠父母。她不断给家寄钱，还为哥哥买婚房，以证明她比哥哥在家有价值。结婚后，在工作和收入方面都比丈夫强，在家有绝对的话语权。丈夫作为一个男人工作和收入都不稳定，只能大部分时间待在家里，不得不服从"女强人"的妻子。这样可能逼使丈夫在任何情况下都想对自己的男子汉气概做出证明，哪怕这种证明必须靠"不接不回电话"、吵架后的冷战（冷暴力）和拒绝、消极抵抗妻子邀请他参加一家三口的周末活动，背后的防御机制是被动攻击。虽然朱迪是家庭权力和话语权的"赢家"，但输掉了夫妻的亲密和心灵的相通。

治疗过程与效果

此案例共进行了35次的个体心理治疗。朱迪每次都是提前两分钟到达，从未迟到过。

在初始评估阶段，治疗师发现朱迪的夫妻关系对她的情绪影响很大。治疗师通过朱迪向她丈夫发出治疗的邀请，但被朱迪婉言拒绝："他支持我来治疗，但我想他不会来的。"

在治疗开始阶段，朱迪只谈焦虑症状，很少谈工作和生活中的具体事件，尤其不谈夫妻关系。治疗师尝试触碰夫妻关系话题，她常一带而过说"我们夫妻关系还行，哪有夫妻不闹别扭的"，最多抱怨几句"觉得憋屈"。需要强调的是，患者越回避谈的话题，越可能是关键问题。

随着治疗的进展，治疗师再次希望从她只谈症状转到谈生活中具体事件以帮助她探索内心世界时。她语气充满怀疑地说："谈一些琐碎的事情有用吗？"治疗师坚定地鼓励她谈具体事件，启发她感受在事件中的内心体验。她开始从比较容易的同事关系谈起，进而又谈母女关系。治疗师为了克服阻力，一边将夫妻关系问题普遍化，一边对她的感受给予及时反应。治疗将近 20 次时，朱迪渐渐地放下了"面子"，进入了丈夫不在场的夫妻治疗。这个过程是可以理解的，只有治疗师为患者提供一个安全、温暖和可信赖的环境，治疗才会有进展。

朱迪善于思考，能够联想，也有很好的领悟力，是一个适合做心理治疗的患者。在她谈有关夫妻之间的具体事件时，治疗师敏锐地发现她不经意间暴露出的影响夫妻关系的态度，特别是她认为"夫妻不都是这样的吗"。举一例，她"连续打 40 次电话直到丈夫接为止"的事件，她开始认为这是对丈夫"关心"，不是稀奇事。治疗师帮助她还原当时的情境，让她体验她自己当时的感受，她说："我开始是出于关心，打了几次他不接就变成愤怒，最后有失控感才不停地打。"又帮助她尝试体验丈夫当时的感受，她从"好像体会不到他的感受"到"他可能也很生气，可能会有压迫感，用不接电话跟我作对"。她还主动提出愿意讨论丈夫所说"这个家是你的"的原因，治疗师帮助她理解丈夫在家寡言少语，找到拒绝参加一家三口外出活动和"冷战"应对方式的根源。她意识到了丈夫可能会感到被"女强人"的妻子看不起和在她面前的无能感。

联想到夫妻性生活说："他总是很被动，认为他做得不够好，不能让我满意。这也和他认为我是女强人有关系吗？"治疗师明确说："当你的丈夫真正感受到了你看得起（尊重）他，他对夫妻关系满意了，你才可能在夫妻关系中感到幸福。"朱迪最终领悟到她在夫妻关系中的不幸福感来自她对丈夫的强势和控制欲，她说：

"这是我治疗前怎么也不会想到的，总以为是命运让我遇到这样的丈夫。"她努力在平时的生活中使丈夫感到被重视，比如，和丈夫一起商量决定一家三口出游计划，朱迪认真倾听丈夫的期待和建议，丈夫表现得非常热情，积极策划路线，做各种准备。朱迪说这是一家人最愉快的一次旅行。

她在治疗即将结束时说她为了实现小时候的愿望，最近报了一个"绘画"兴趣班。她表示对治疗效果非常满意，无论在工作中还是在生活中，她不再那么较真儿，感到比以前轻松了。当夫妻关系逐渐好起来时，女儿也变得活泼开朗起来。她用"从来没有过的通透感（敞亮和舒畅）"形容近来的感觉，还说："我有时会有种想感谢我得了焦虑症的感觉，因为它让我的生活改变了这么多。"

最后，值得一提的是，一个人要想心理健康，工作、夫妻关系和兴趣爱好是三个重要因素，彼此能够相互促进。

案例资料

求助背景

小雨的父亲认为小雨有"心理疾病"，从"康士林心理咨询中心网站"找到治疗师，小雨本人不愿意来治疗。在小雨父亲的要求下，咨询师先单独与父亲进行了晤谈。一个月后，进行首次家庭访谈，小雨提出希望单独和治疗师谈话，治疗师表示同意。他说本不愿意来看心理医生，但爸爸让他在"上学"和"心理辅导"中二选一，他宁愿接受心理辅导而不去上学。

第一印象

小雨身穿一身干净整齐的黑色运动服，看上去有点胖。说话时脸红，声音小，双手十指交叉，不停变换坐姿，显得有点害羞和紧张。

求助问题与心理困扰

首次见到小雨父亲时了解到小雨是一位 17 岁来自 A 省农村的男孩。一个月来不愿意去上学，在督促下勉强去学校。近两周根本不去上学，不洗澡、不出门。在家很少说话，容易发脾气，大部分时间吃零食、上网看大片、玩手机，零食需要帮他买回来。父亲认为儿子不但胆儿小、缺乏自信，现在已经"不正常"了，承认动手打过他。希望得到专业人士的帮助。

见到小雨时，他正在北京一所区重点中学读高二年级。他认为父母不能理解他，只知道逼他为了高考读书，所以不希望他们知道自己的想法。他自认来北京后因是农村人被城市人看不起而感到自卑，为没有朋友感到孤独。他和老师、同学说话常感到不知说什么好或怕说错话。感觉同学们上课时都关注他，所以总是注意着别人是不是真的在关注自己，走神儿影响听课。上课发言时担心有口音而被同学笑话，更加看不起他。他称这些都可能是"胡思乱想"，令他感到紧张不自在，但难以控制。在晤谈中治疗师并没听出他有明显的口音。

近一个月来，他说不但"胡思乱想"更加频繁出现，脑子里还充满了"万一"，严重到上课时根本听不见老师在讲什么，痛苦到不想去上学的程度。"万一得了抑郁症（网上对号入座得来）怎么办？"，"父母在北京打拼不容易，和他们争吵，万一我控制不住暴粗口，甚至动手打了他们怎么办？"，"万一控制不住杀了爸爸或其他人，成了对社会不好的人（指电视法制节目中犯罪的人）怎么办？"小雨的"胡思乱想"和这些"万一"使他紧张、恐惧，甚至不敢看电视里的"法制节目"。

治疗师帮助小雨回忆起两个月前发生事件，那是因为他玩手机超过爸爸规定的时间，爸爸把他手机上的东西全部删除导致父子起严重冲突。小雨暴粗口，爸爸动手打破了小雨的头并送到医院缝针，小雨一气之下还手打了父亲一拳，这是唯一一次小雨还手，这一拳令父亲非常震惊。当问他最紧张到过什么程度时，他说高一开学后因为紧张不想参加军训，但拗不过爸爸还是去了。军训第二天操练时认为同学们关注他，感到紧张，心跳加快，面红耳赤，有些颤抖，手心出汗。实在不能坚持，最终请病假回家休息，以后没有过这么严重的紧张发作。治疗师通过小雨父母得知小雨所说情况属实。母亲在会谈中很少说话。父亲补充说小雨和陌生人，如：超市售货员、出租车司机交谈会觉得紧张害怕，不愿意一个人出门。去超市买东西，他感觉超市里的人可能都关注他，付款时面对收银员也不自在。父母都认为小雨过分关注自己的外表，每天花很多时间照镜子摆弄衣服和发型。

小雨希望治疗师帮他分析为什么"胡思乱想"？为什么脑子里这么多"万一"？并帮助祛除它们，使他早日摆脱精神痛苦。父亲希望治疗师帮助小雨懂事起来，懂得临近高考，应该把全部精力投入复习；能理解父母多年在外打拼和安排他来北京读书不容易；多跟父母交流。

生活史

小雨是独生子，妈妈是在爸爸外出打工回家时怀孕的。妈妈给小雨母乳了3个月后到北京和爸爸一起生活，把儿子交给了姥姥养育。从此，小雨和姥姥、姥爷、舅舅、舅妈一起生活，两年后舅妈生下表弟。妈妈每年回家看望小雨两三次，给他买回高级的电动玩具、漂亮衣服，小雨似乎不看重这些，更希望妈妈能留在身边。每当他看到舅妈和表弟在一起就很羡慕。妈妈曾偶然一次在街上看到5岁儿子默默跟在舅舅一家三口后面的情景，一直是令她难过的一幕。小雨从小和姥姥感情很好，当小伙伴们说"小雨没有妈妈，打你！"时，他就会大声说："我有姥姥，我不怕！"有一次回家后问姥姥："我能不叫你姥姥，叫你妈妈吗？"

小雨9岁时，姥姥突发心脏病住院，他和表弟被锁在家不让去看望姥姥。一周后姥姥去世，他非常伤心，把姥姥的照片挂在了自己的房间。渐渐地，小雨变得不像之前那么活泼而容易害羞，家里来客人经常躲到自己房间不主动打招呼。从上初中开始，明显不喜欢去陌生人多的地方。他总是找理由拒绝舅舅一家人带他去购物商场或游乐场，实际他是怕被陌生人关注而不自在。那时他有几个好朋友，也参加同学们的聚会。

小雨上完初一年级后，在北京务工的父亲认为从小没有管过小雨，现在儿子长大了，要对儿子"负责任"。于是，安排小雨来京读初二，给儿子创造好的学习条件，计划在北京参加中考。一个学期后，小雨感到难以融入同学，当爸爸要求他坚持时，他以不吃饭、不去上学抗议继续留在北京，强烈要求回老家读书。父母无奈，只好同意。

小雨初中毕业后，爸爸再次坚持把儿子接到北京读高中，希望儿子考上重点大学。小雨只好服从，参加了爸爸通过人情关系联系的重点中学插班"小卷考试"。读高中一年多来，他认为不被老师、同学们欢迎，口音和土里土气的打扮会被同学们看不起。他没有参加过任何同学的聚会，只有一个性格相似的朋友，感到在这个学校的学习生活没有意思。他要求父母要么为他转学重读高二，要么同意他回老家上学。

小雨的父母都是初中没毕业的文化程度，但肯干、不怕吃苦。爸爸现在是建筑承包人，妈妈自己经营化妆品业务，夫妻偶尔吵架，多是妈妈相让。小雨来北京前以为妈妈能够像姥姥一样待他，和妈妈的关系像舅妈和表弟那样亲近。但每当他单独和妈妈在一起时就会有一种莫名其妙的陌生感，情不自禁地看她的脸色说话。感觉妈妈对他很挑剔，几乎每天都因为他"懒散"和"胆儿小"唠叨和批评。小雨对妈妈的批评非常不服气，心里总有"你从小没管过我，有什么资格对我说三道四"的声音，和妈妈在一起根本没有他在老家期待的那种亲近感觉。爸爸希望儿子努力读书考上重点大学，不能没有文凭靠卖苦力生活，要有出息，让人看得起。自儿子来京后，爸爸对他严格要求：限制他玩手机的时间，担心学坏而规定交往什么样的朋友，出去玩要经父母同意并在规定时间回家。小雨常因违反爸爸的规条挨打挨骂，爸爸认为孩子"不打不成才"。小雨对父母感到失望，认为自己来北京是个给父母添麻烦的人。

父母对小雨的容易紧张和害怕非常担心，除鼓励他更多地参与学校各项活动和多去超市买东西外，也有训斥："你现在连人都怕，将来怎么在社会上立足？哪像个男子汉！"但这样做并没有效果，小雨变得更加退缩了。父母说在两系三代亲属中没有精神病史。

案例分析

症状评估：社交恐惧

小雨 9 岁以前，有姥姥代替母亲角色且和姥姥关系亲密，未出现明显异常。9 岁时，姥姥突然患病，住院一周便去世了。这对小雨是一个打击。姥姥去世后，小雨开始表现异常（如前述），这可以视为社交恐惧的前驱症状。13 岁的小雨第一次从 A 省农村来到北京读初中，不适应陌生环境，开始出现社交恐惧症状（如前述），以致用拒绝吃饭和拒绝上学坚决表示要回老家去。家长只好把他送了回去。15 岁时，小雨第二次被接来北京读高中。母亲对他并不特别关心，父亲不但不亲切，反而"严格要求"（详情见前），父子冲突尖锐。小雨的社交恐惧症状更加显著、严重，到他父亲初次来咨询，这种状态至少已经持续一个月了。小雨不仅不去上学，怕见同学和老师，连超市的售货员、出租车司机见了也害怕，说话不流利，以致不敢出门上街，见人时还出现植物神经症状，整天在家里待着——回避，严重影响了小雨的社会功能。这些症状构成典型的社交恐惧症。

与母亲的关系：母爱剥夺

每个人都有享受母爱的权利，小雨出生后 3 个月就被妈妈放在外婆家养育。妈妈虽然每年回老家看望儿子两三次，但都是来去匆匆，无法亲密，所以说小雨是母爱剥夺的留守儿童。母爱剥夺发生在小雨生命的早期且持续时间较长，使得小雨安全感匮乏，孤独、自卑、苦闷，这是他在年龄很小（9岁）就出现社交恐惧前驱症状，13岁出现病理行为的根源之一。姥姥是他母亲的第一代理人，小雨真正的依恋关系是和姥姥。虽然和姥姥建立了很好的亲密关系，但姥姥的爱不能代替母爱。比如，当他看到舅妈带表弟或同龄伙伴有妈妈陪伴时会产生羡慕和孤单的感觉，心里苦闷但不能跟任何人讲，即使是对很亲的姥姥也不能讲出来，担心姥姥认为自己没有照顾好他。母爱剥夺下的小雨，开始时希望"妈妈留下来陪自己而不是去北京帮爸爸"，不得不和妈妈分离使他持续好几天不开心，甚至跟姥姥闹脾气。在姥姥用"小雨乖，爸爸需要妈妈帮忙，妈妈就会回来看小雨"安慰他后，他逐渐能够接受妈妈的来和去，成为姥姥喜欢的"乖孩子"。他来到北京后严重的"自卑"心理和"与人建立关系困难"的退缩现象（"胆儿小"），以及母子关系不亲密，甚至怨恨也是他从小长期和母亲分离的不良后果。

与父亲的关系：早期缺失和严苛要求

小雨几乎没有小时候和父亲在一起的印象。对父亲的了解来自从小听老家的亲戚们议论父亲在北京打拼的事情和说他是叔伯那一辈人中"最棒"的。小雨从小就想长大要做像父亲一样的男人。可见，父亲在小雨的内心是理想的客体。为了小雨能升入重点高中和大学，父亲两次把小雨接到北京并从各方面严苛要求，认为这才是对儿子"负责任"。当小雨来到北京这个陌生环境，与人相处感到困难时，父亲不但没有做到和儿子亲切，相反对儿子缺乏尊重，用"不像男子汉"等话羞辱他。认为孩子"不打不成才"，对小雨进行简单粗暴的打骂。在父子关系日益尖锐的情况下，父亲感到束手无策。求助于专业人士，希望小雨变得"懂事"，真正目的在于希望治疗师帮他一起管教儿子。

治疗过程与效果

对小雨的个体治疗和家庭治疗穿插进行，共完成了 12 次治疗。父亲参加 4 次，母亲只参加 1 次。

治疗师与小雨建立了很好的治疗关系，他在三次治疗后真诚而幽默地说："我现在是自愿来治疗的，不是二选一来的，您是我最相信的人。"治疗师也体会到自己在扮演着小雨妈妈的角色，由于角色扮演得成功，拉近了和小雨之间的距离。小雨表现轻松自然，说话也多了起来。他告诉治疗师："我从小因为妈妈不在身边而感到和别的孩子不一样。对表弟特别忍让。不敢惹祸，怕舅舅舅妈不高兴，其实从那时就有自卑感。"看得出小雨终于倾诉了长久以来父爱母爱缺位而造成的自卑，此前他一直压抑在心中，找不到沟通、宣泄、获得帮助的渠道，在行为上自我封闭，社交退缩。然后，小雨鼓足了勇气说出了他为那些"胡思乱想"和有"万一杀了爸爸"的念头，感到自己是"另类"和自责，不敢告诉任何人，更不愿意让父母知道。想到这些，他经常吓出一身冷汗，上课不能听讲，千方百计克制不去想，但丝毫不管用。

治疗师说："我们脑子里想什么谁都不会知道，甚至是你认为不好的事情，只要你不去干，就可以尽管想。可以专门找出空闲时间任想法天马行空，不要在上课时想。"

小雨（吃惊地瞪大眼睛）说："杀了爸爸也可以想吗？"

治疗师说："想杀和真杀是两码事，可以想杀但不可以真杀。"

小雨对这种方法虽然感到吃惊，但还是照做了。后来在小结治疗收获时，他说这个办法非常奏效，当晚上一个人时任由自己想那些"万一"时，反而"万一"不那么多，力量也不那么强烈了，白天上课也感到轻松很多。

在对亲子关系进行治疗时，治疗师首先对父母对孩子有期待表示理解。解释小雨和父母从小分离的经历，是导致他自卑、胆小和缺乏男子汉气概的重要原因。小雨更需要团聚后和父母在感情上的亲近，得到父母理解和鼓励，而不是分离16年见面后就被严格要求和接受"不打不成才"的管教。帮助父亲看到他的做法对小雨不但丝毫不起作用还适得其反，小雨逐渐成了与他期待完全相反的人：不想继续在北京上学，不出门接触人。小雨父亲说："我为打破他的头缝针的事很后悔。可是我从小经常挨爸爸打，现在不算成功也还算争气。可是，的确发现现在越打他，他越糟糕。"父亲露出感到束手无策的难色。治疗师向父亲说明了儿子从小以他为榜样，来自被视为榜样的爸爸的贬低会使儿子更加自卑和感到自己无用。对小雨的打骂惩罚只能让小雨产生恐惧和愤怒，越来越"不正常"（小雨父亲的话）。他听后说："从来没把管孩子这事想得这么复杂，看来当爸爸也得学习，不是简单的事。"

在接下来的治疗中，小雨说爸爸对他不像以前动不动就责骂，更没有动手打过他，证明了父亲平时的用心和努力。父子关系不那么紧张了，小雨开始注意个人卫生，不必在督促下去上学。他说和同学的关系比以前好很多，表示愿意在这个班继续上课，为自己学习，将来争取考一个喜欢的专业，不在乎是不是重点大学。

于治疗结束六个月后，治疗师对小雨一家做了随访会谈，得知小雨仍然存在一些社交焦虑症状，但这些症状的频度和强度大大减轻了。父母对现状表示满意。

主要参考文献

Adler, A. (1929) *The Practice and Theory of the Individual Psychology.* New York：Harcourt Brace Jovanovich.

Angyal, A. (1965) *Neurosis and Treatment.* New York：John Wiley and Sons.

Bandura, A. (1962) *Social Learning and Imitation.* New York: Holt, Reinhart and Winston.

Beck, A. T. (1976) *Cognitive Therapy and the Emotional Disorders.* New York：International University Press.

Berne, E. (1964) *Games People Play：The Psychology of Human Relationships.* New York: Grove.

Bloom, B. L. (1981) *Focused single-session therapy, see Budman.*

Bruch, H. (1974) *Learning Psychotherapy: Rationale and Ground Rules.* Harvard University Press.

Budman, S, H. (editor)(1981) *Forms of Brief Therapy.* New York：Guilford Press.

Castelnuovo-Tedesco, P. (1985) *The Twenty-Minute Hour: A Guide to Brief Psychotherapy for Physician.* American Psychiatric Press.

Dollard, J. and Miller, N. E. (1950) *Personality and Psychotherapy.* New York：Mc Graw-Hill.

Driscoll, R. (1984) *Pragmatic Psychotherapy.* New York：Van Nostrand Reinhold.

Ellis, A. (1962) *Reason and Emotion in Psychotherapy.* New York：Lyle Stuart.

Freud, A. (1985) *The Ego and the Mechanisms of Defense.* London： Hogarth, first published in German in 1936.

Freud, S. *Complete Psychological Works of Sigmund Freud.* Standard Edition, 24 vols. Transl. L. J. Strachy, London： Hogarth.

Goldfried, M. R. (1982) *See Mahrer, A. R.* (1989) .

Greenson, R. R. (1967) *The Technique and Practice of Psychoanalysis*, vol. 1. New York： International Univ. Press.

Harlow, H. F. (1962) *Social Deprivation in Monkeys*, Scientific American, 207： 473 ～ 482.

Harris, T. A. (1973) *I am OK, You are OK.* New York： Avon.

Homey, K. (1950) *Neurosis and Human Growth.* New York： Norton.

Huizinga, J. (1955) *Homo Ludens*： *A Study of the Play Elements in Culture.* Boston： Beacon.

Janis, I. (1971) *Stress and Frustration.* New York： Harcourt Brace Jovanovich.

Kaplan, H. I. and Sadock, B. J. (1985) (editors) *Comprehensive Textbook of Psychiatry*, 4th edition, vol. 2, Chapter 29, Psychotherapies， pp. 1331 ～ 1480. Baltimore: Williams and Wilkins.

Lorenz， K. Z. (1966) *On Aggression.* London： Methuen.

Mahrer, A. R. (1989) *The Integration of Psychotherapies.* New York： Human Science Press.

Maslow, A. H. (1954) *Motivation and Personality.* New York： Harper and Row, reprinted in 1970.

May, R. (1958) (editor) *Existence.* New York： Simon and Schuster.

Meichenbaum, D. H. (1977) *Cognitive-behavior Modification: An Integrative Approach.* New York： Plenum.

Mowrer, O. H. (1950) *Learning Theory and Personality Dynamics.* New York： Ronald.

Offman, W. V. (1985) *Existential Psychotherapy*, see Kaplan, H. I. and Sadock, B. J.

Parker, G. (1983) *Prarental Overprotection*. New York：Grnne and Stratton.

Rogers, C. R. (1985) *Client-centered Psychotherapy,* see Kaplan, H. I. and Sadock, B. J.

Rokeach, E. A. (1960) *The Open and Closed Mind*. New York：Basic Books, cited from The Paranoid Process, by Meissner, W. W. (1978) New York：Jason Aronson.

Sandler, J. et al. (1988) *The Patient and the Analyst.* London：Maresfleld Library.

Schacht, T. E. and Strupp, H. H. (1985) *Evaluation of Psychotherapy*, see Kaplan, H. I. and Sadock, B. J.

Skinner, B. F. (1953) *Science and Human Behavior.* New York：Mac Millan.

Smith, D. S. (1982) *Trends in Counseling and Psychotherapy*, American Psychologist，37：802 ～ 809.

Thomä, H. and Kachele, H. (1985) *Psychoanalytic Practice,* vol. 1, Principles. Berlin：Springer-Verlag, English translation from the original German text.

Vaillant, G. E. (1992) *Ego Mechanisms of Defense.* American Psychiatric Press.

附录　心理健康的六项标准

心理健康与精神障碍构成了人类精神活动的两极。K. Jaspers 说得很有道理：理解极端是理解常态的钥匙，而不是相反。

精神障碍是一个临床诊断概念：症状必须达到一定的严重程度，并且持续足够的时间，或在某一时段里以一定频率反复出现，才符合临床诊断的标准。因此，没有精神障碍并不等于心理健康。就这个意义说，心理健康是一种理想的状态，所以才值得我们大家去追求。

下面从六个方面对心理健康进行描述，所谓六个方面，也就是六项标准。这六个方面有某些重叠之处，却更能充实心理健康这一概念的内涵。同时，作为对比，我们会随时将相应的精神障碍或心理不健康的各种情况联系起来，这样，我们有可能对心理卫生和精神病学的研究对象和领域获得较全面的把握。

对自己的态度

一、必要时能够清楚地意识到自己

能看清自己的长处或短处。在成功时不致被胜利冲昏了头脑而得意忘形，而在失败时又能看到自己曾经遭受过失败，并克服过困难，不致悲观沮丧。

不健康的情况有两种：一是几乎时刻忘不了自己，尤其是在社交场合下，总担心自己的弱点会流露出来，担心自己会紧张、不自然甚至脸红、口吃等，这是社交恐惧者常有的尴尬。另一种情况是长期对真实自我的压抑，误将理想的自我当作真实的我，有苛求、完美主义等尖锐的心理冲突，而持续下去便是神经症。

二、能把自己客观化

实际上是对自己有一个恰如其分的评价。站在别人或社会的角度来审视自己，才能恰如其分地评定自己的优点和缺点。过分孤僻、很少与别人交往、缺乏沟通的人，对别人缺乏理解，也就不大可能了解别人对自己的评价，这样的人很难恰当地评价自己。

常见的不健康情况是自卑，而自卑的通常代偿则是追求优越感，这些都容易导致心理冲突、人际关系失谐以及适应社会困难，严重者则迟早陷于精神障碍之中，很可能对自己过分挑剔，或者顽固地坚持己见，一遇挫折或失败则归咎于人，甚至渐入偏执状态。

由于不能客观、恰当地评价自己，这种人往往虚荣心重，缺乏精神上的脊梁骨，要靠别人的认可和赞赏才能支撑。这种人也可能倾向于把别人实际上与自己无关的言谈、表情和举止误认为是针对自己，并且认为带有拒绝或蔑视的含义。显然，经常对自己有恰当的评价，对于扬长避短、发挥潜力都是必要的，而这样的生活历程也就是提高心理健康水平的过程。

三、关于自我的情感

心理卫生文献最常提到的是，一个人应该接受（日本学者称之为"悦纳"，更佳）自己，包括弱点和缺陷。

实际上，每个人真实的自己与他理想中的形象总有差距，但真正健康的人不为自己的某种心理缺陷而抱怨，甚至在生活中很少为之操心。当然，我们不应该误以为健康的人总是自满自足。应该说，健康的人看待自己的缺点就像对待这个远非美满的客观世界一样，总体上接受的（不否认、不拒绝、不掩盖回避），这是一种健康的关于自我的心情。

四、身份意识

有的心理学家特别强调身份意识在一个健康的人发展中的重要性，认为身份是人格发展的第五个阶段（前面四个阶段是：基本的信任、自主、创造性或能动性、勤奋）。自我意识的同一性来自成功地渡过既往连续四个阶段的经验自然积累起来的内在资本，使得一个人确信有能力保持内在的统一性和连续性，而这恰与他在别人心目中的统一性和连续性相匹配。

一个人身体难免会患病或受伤，体型有时会改变，具有确立了的身份意识的健康人不会出现自我混乱等体验。这意味着，体象与身份意识有关，但健康人的身份意识不会因心理社会和身体的干扰而发生改变，反之，体象障碍常常跟身份意识尚未牢固树立有关。

一个人在与不同的别人打交道时，或在不同社会处境下往往扮演不同的角色，但不论角色如何变化，身份意识都保持它的同一性。有几种形式的角色累赘（role strains）是与身份意识相联系的。

青春期的身份危机（identity crisis）是不少人在成长过程中需要加以克服的。我们可以从一个人的长期目标、职业取向、交友的模式、性取向和性行为、对群体的忠诚以及价值观等来评定他的身份意识是否已经树立。

精神创伤或心理冲突可以破坏不大牢固的身份意识，出现人格解体或发作性身份障碍（属于一种分离性障碍）。

某些精神疾病（如精神分裂症、抑郁症等）也可以破坏身份意识，出现各种特殊的精神症状。

成长、发展和自我实现

从出生到成年，每个人都有成长的天赋。如果一个人的心理（包括智力、技能、气质和性格特质等）成长滞后于他的时序年龄，那便是异常甚至精神障碍。家庭教养和各种环境条件往往是成长受阻的原因。早熟也可以是一种心理卫生问题，因为早熟通常只涉及一个人的某一个或几个方面，这就导致整个心理内在的失衡，导致当事人出现心理冲突、困惑或社会适应困难。

可以从两方面来描述心理健康的这项标准：

一、动机过程

马斯洛假设，每个人都有若干种基本需要，如安全、归属、爱、被尊重和自尊。满足这些需要的动机叫作缺乏性动机，不满足便会出现精神障碍，如神经症、人格障碍、分离性障碍等。但是，满足了这些需要虽可免于上述精神障碍，却并不算达到了真正的心理健康。心理健康的特征之一是自我实现，即最大可能地实现个人的潜力。这种需要是高层次的需要，也叫作丰富性需要。此时，单纯追求快乐和减轻紧张不安，不足以解释这种人的行为。他们辛勤地工作，往往要体验更强烈持久的紧张，甚至要冒巨大的危险。然而，正是这样的人生历程，使个人潜能得到了充分的发挥。

G. Allport 也持类似的观点，他认为，个人为了潜能的发挥，为了长远的、常常是达不到的目标，而牺牲享乐，保持紧张。长远的目标、社会价值以及诸多利益之综合性体系等，都给发挥个人潜力提供了用武之地。

二、投身于生活中

G. Allport 提到，自我的扩张是成熟的一个属性，这种人忘我地工作、思考、娱乐以及对别人忠诚，他的生活是丰富多彩而又独特的。

全身心投入生活的人，对来自别人的刺激（不论是成功的行为还是苦难中的呼救）都有能力报之以热情的、全力以赴的反应。

整　合

一个人的心理活动和功能是极为复杂而多种多样的。正因为如此，整合便成为公认的心理健康的标准，而各种精神障碍，不论是器质性的和非器质性的，也不论是精神病、神经症、人格和行为障碍等，都是整合不良，甚至整合的破坏。最突出的是精神分裂症：言语思维混乱、哭笑无常、行为明显缺乏目的性和可理解性。总之，心理活动的内在统一性破坏。不仅如此，病人的思想内容、言语、情绪和行动也与环境严重脱节。由此亦可见心理之整合极为重要。

作为心理健康的标准，学者们通常强调的有以下三个方面。

一、各种心理力量之间的平衡

健康的心理在于，自我并不志在消除或否认道德和本能的要求，而在于将它们整合起来。学者们对健康的自我有若干不同的提法，除了自我强度外，还有可塑性、可屈挠性、灵活、随机应变、韧性以及顺其自然等。所谓理性与非理性的协调、理智与情感恰当的结合、严肃性和游戏性二者之间相得益彰、眼前利益和长远目标有机结合、个人与他人或社会冲突的恰当应对等，无不属于自我整合的结果。

二、统一的人生观

人生观属于哲学的领域，但不可误以为一个健康的人必须是位哲学家。健康的人生观不一定是一种严格逻辑的体系，甚至不一定要求用言词讲得条理清楚。

一旦达到了心理健康和成熟，一个人便确立了某种价值尺度。我们一生中会遇到不可胜数的各种可供满足生活需要的事物，也有无穷的选择机会。唯有价值尺度才能将万事万物排成有序的（或有等级的）系列，我们也才会做出恰当的选择。当时既不会犹豫不决，事后也不致后悔。关键在于，健康人的价值体系是个等级制结构，也是一种稳定的结构，并且其最高价值甚至多种高等级价值是可以与人们共享的。

最高价值对人生有北极星似的标示方向作用，却是有限的人生无法完全实现的。人们常说的精神上的寄托，大概就是这样的东西。任何一种理想也是如此。要明确的是，理想只限于精神的领域，它可以是终生为之奋斗而无法实现的境界，但切不可拿它作为检验现实行动的标准。不然，就会陷于显然不健康甚至病态的完美主义之中。

三、对逆境或打击的承受能力

涉及人们对逆境或打击的反应时，实际上我们谈论的就是健康人与不大健康的人之间的区别。

一个健康人，基本上能够以他周围人或同伴们所能接受的方式，从环境要素中得到各种基本冲动的满足。如果得不到满足，他便能找到某种适合于自己的形式使它们得到升华。简而言之，基本冲动的升华被很多学者视为心理健康的特征之一。

承受逆境或打击而无损于健康，这意味着一个人有延迟满足的足够能力，能经受持久、强烈的紧张而不致无法松弛。他能用想象、审美、抽象思维等度过孤独寂寞的时光，能用长远的目标或理想作为精神支柱。

我们甚至可以说，紧张、焦虑、痛苦等既发生在病人也发生在健康人身上，区别不在于有无这些"症状"，而是"症状"是否导致严重破坏一个人已获得的整合或心理力量之间的平衡。焦虑是人类的普遍经验，因此，一个人如何应对焦虑以及出现什么反应，便成为衡量心理健康的适当方式。

自律（独立自主）

自律，作为心理健康的标准，主要涉及以下两个方面。

一、出自内心的行为调节

做出决定之过程的性质，强调的是对行为的调节出自内心，并与完全内在化了的行为准则相符合，且准则功能与其他功能是整合的。

一个人的行为不应该仅仅决定于外在纯粹的意外，而是服从于内在的指令，基于有组织的价值观、需要、信念、已有的成就和尚待完成的事业。所有这一切综合地组成了他对人生、世界的看法。

一个人的生活（尤其是童年）总是处于外在（家庭和社会的）制约之中。因此，人的成长过程中，教育的精髓在于如何循序渐进地和潜移默化地将他律转化为自律。

精神病人缺乏自律是十分突出的。人格不健康的人的行为或者不符合社会规范，或者与自己的需要、决定相抵触，或者二者兼而有之。如果他们的行为表面上看起来完全符合道德准则，那在很大程度上是特定的周围环境和外在力量所决定的。

二、独立自主的行为

健康人的行为特征是相对独立于社会的环境条件的。

自律的人的满足与其说取决于当时的客观世界、其他人、时尚或手段、目的，或者外在的满足，毋宁说，很多满足，尤其是最重要的满足取决于他自身的发展和潜力的发挥。

自律不仅在于自己做决定，而在于如何决定，也在于做出决定后采取什么行动，以及行动的后果，更在于决定的内容和目的。

每个人都是一个矛盾统一体，自我决定和自我屈从这两种倾向人人都有。对健康人来说，表面上他有时过于顺其自然，有时却过于自作主张。然而，从他已经走过的人生轨迹和自我实现的前景来看，二者互补甚至有机地结合为一体。

必要的补充是，除非有充足的相反的理由，健康人不言而喻的前提是，他们对待现实的态度并不采取非此即彼的态度，因为他们清楚地知道人类经验的复杂性，现实之积极和消极的方面是不可能分得一清二楚的。

当然，这里所谈到的现实，首先是社会现实，而人们对自然现实所采取的行动，主要取决于当时的自然科学知识和生产力的水平，与心理健康关联甚少。图腾崇拜和崇尚科学，在不同的历史文化背景下，是同样合情合理甚至符合心理健康的。

对现实的认知

作为心理健康的标准，这一标准是很少争议的，它包括两方面的内容。

一、免于受需要的歪曲（自知之明）

精神病理学家提供了无数的实例，表明人们对现实的认知多么容易受到个人需要的歪曲。自卑的人经常认为别人看不起他，或者背后议论他、讽刺他。斤斤计较的人总是认为周围的人都是自私自利的。性冲动强烈而受着压抑的人倾向于认为情人或配偶另有所爱。占有欲强烈的人容易对别人产生嫉妒心理。执着于名誉地位追求的人易于对别人不信任、过分猜疑，甚至出现偏执观念。

病态的错觉、幻觉、妄想等，不论其产生的机制如何，实际上（或客观上）都是个人需要对现实的歪曲。

当认知的对象是本人时，要使认知免于受到需要的歪曲是特别困难的。自知之明之所以难能可贵，就在于此。也正由于此，自知之明可以当作心理健康的试金石。

二、对社会的敏感（善解人意）

这里，敏感（sensitivity）意味着积极的关怀，与俗称神经质（nervous sensitiveness）含义大不相同。有人译为"共情"，我以为译为"投情"较佳，因"投"含有主动义。我们有"善解人意"这样一个流行的词组，可以作为"投情"一词通俗的注脚。"投情"和"投射"根本不同。通俗地说，"投射"是以小人之心度君子之腹，是把自己的心态强加在别人头上，往往是相对地不随意，却不能说成是"无意识的"。

投情的能力需要良好的教养和自觉的培养才能发展。事实上，远非多数人都发展了高水平的投情能力，所以它才弥足珍贵。

人们正确地理解和解释别人的能力似乎差异很大。这里所谓"正确"，指的是站在别人的角度或立场去感知别人的处境，从而得以预见其反应和行为的趋向。这就是对社会的敏感，是以投情为基础的。

通俗地说，投情意味着设身处地，将心比心，或者更形象地说，极力钻到别人肚子里去，去体验别人的感受。显然，两个具有投情的人常常无须费什么口舌便能达成默契。

喜欢批评、责备别人的人，对亲友爱挑剔的人，总想把自己作为原型去塑造子女的父母等，都是缺乏投情能力的人，这种人显然颇为常见。这种人往往人际关系不和，甚至认为别人的祸福无关痛痒。人格障碍者的共同特点之一是缺乏投情能力，所有精神障碍都可以削弱甚至完全破坏投情能力。

对环境的掌握

人们常说，人不是环境的奴隶，而是环境的主人，但这只有心理健康的人才能做到。

我们可以从六个方面来描述心理健康这一标准。

一、主动爱别人的能力

《神经症与人的成长》一书中讨论神经症性心理冲突时强调了"被爱的渴求（thirst for love）"。神经症病人如饥似渴地想得到别人的理解、关怀、体贴和爱，但总是不能如愿或总是感到不满意。他们自认为对别人一片真诚，付出的也足够多，回报却甚少。因此，他们便认为人都是自私自利的，或者是虚情假意的，至少是容易变心的。爱情失意的女人倾向于认为"男人没有一个好东西"，往往可以得到不少女人的共鸣。然而，这并不能使她们的爱得到满足。对男人持上述观点的女人，和对女人持同样观点的男人，都会感到不幸和痛苦，同时也容易与人发生冲突，至少难于长期和睦相处。

关键在于，神经症病人主动爱别人的能力低下。他们一心等着别人来爱他。显然，只有双方都主动，才会有令人满意的结果，只要一方不主动，爱情便是不够令人满意的，甚至是有严重缺陷的。"情人眼里出西施"，形象地道出了爱的真谛。

二、对"爱情、工作和游戏"三者有恰当的分配

这是阿德勒的名言。他认为，一个健康人总是恰如其分地全面照顾到"爱情、工作和游戏"三个方面。

年轻人恋爱大多是一起娱乐、游玩，这无可厚非，但不能老是停留在这一水平。结婚以后，男人追求事业和经济上的成功，女人忙于家务和抚养幼儿，游戏的时间和精力下降，甚至兴趣也打了折扣，不少夫妻的感情便趋于淡薄。当代有些人自称"工作狂"，几乎没有夫妻生活和家庭娱乐。这种人闲下来一细想，往往不是滋味。不论男人或女人，过分沉溺于工作，大多是心理不太健康的表现。有些人则对婚恋回避。无论如何，爱情、工作和游戏任缺其一，都算不上真正的心理健康。

三、恰当的人际关系

刚出生的婴儿只能算是一个"动物人"。通过人际相互作用，才逐渐成长为社会人、真正的人。因此，人际相互作用的内容和水平决定着一个人是否健康。对于所有非器质性精神障碍来说，发病机制都在于人际关系不佳。一个人人际关系的质量愈高，他的健康水平也愈高。同时，心理治疗和康复也是以人际关系为其核心因素。

具体地说，安全的、挚爱的和令人满意的人际关系，乃是心理真正健康的重要标准。而深埋着的怨恨和爱的剥夺，乃是不安全感及各种临床表现的根源。

四、符合社会处境的要求

不同年龄的人面临着不同的社会处境。

在接受基础教育的学校里，主要有三种处境要求：与权威（教师）建立恰当的关系，与同学发展友谊，获得知识和技巧。学龄儿童和少年心理健康水平的高低在很大程度上是与满足学校的三种基本处境性要求相对应的。

对于成年人来说，夫妻关系、亲子关系和在职业生涯中的人际关系各有其特殊的处境性要求，也只有充分满足这三方面的要求，才有可能维持和增进心理健康。

老年人退休以后，在社会和家庭的角色都会发生改变，丧失旧的角色和适应新的角色，是老年人必须面对的社会处境性要求。

五、适应和调节

皮亚杰关于适应的概念包括两个成分。他将积极的成分叫作"同化"，这指的是环境给个人需要提供满足。消极的成分他称之为"磨合"，这意味着，一个人要学会去喜欢一些事物，不论环境提供的是什么。人们对调节和适应这两个术语有不同的用法，这里的调节指自我调节而言，而适应是对社会的适应。显然，心理健康的特征在于，对观点、态度、决策、计划、心情等的自我调节，跟对社会的适应（主要是言语、表情、行为等外在的行为显现）二者相互促进。反之，如果二者相互妨碍，构成所谓恶性循环，那就使人陷于精神障碍之中。

六、解决问题

这有两个不同的含义，一是强调最后的结果，也就是使问题得到解决。如果这样的标准用于现实生活之中，那么，成功便会被看成心理健康的试金石。

成功固然可以是个人行为的一种功能，但它也同时是个人无法控制的环境作用所在。可见，成功既不能被视为个人的属性，也不能完全归属于环境。

不以成败论英雄适用于许多历史人物。同样，在心理卫生领域里也是如此。我们只能说，在社会环境相对较好的情况下，心理健康者较之不健康的人取得成功的可能性要大。

另一种含义强调的是解决问题的过程，最好是把这一过程区分三个维度。

第一，由若干阶段构成的时间序列：对问题觉察，继之考虑以采取什么方法去解决，从所考虑的诸方法中决定选择哪一种，最后是将决定付诸实施。当然，这些阶段不一定区分得那么清楚，也可能出现反复。

第二，在各个阶段伴生的情感体验。一般地说，开始时多少会有些不满（不满足往往构成问题），至少，必须延迟满足，而延迟满足能力的大小通常伴生不同的情感体验。如果进行顺利，情感就会是积极的，反之则是消极的。

第三，解决过程的直接性或非直接性。非直接的解决可能是寻求某种令人满意的替代。（意味着回避，不敢直面人生……）

最大限度地、健康地解决问题的过程，是将上述三个维度结合起来：倾向于逐个通过各个阶段，在过程中保持适当的情感色调，尽可能直接处理问题。问题常常并不是个人性的（即私事）。这样一来，着眼于全局，最大限度地做出自己的贡献，密切与合伙们合作，甚至以局部的失败去换取全局性的胜利，应该是心理健康的标志。这是由个人的社会性所决定的心理健康本质之所在。反之，完全不顾及别人和全局，只求个人出风头，很可能是人格障碍的表现，至少也是心理不大健康的表现。

本附录的六项标准和主要内容系引自 Marie Jahoda 的《当代积极心理健康的概念》（*Current Concepts on Positive Mental Health*，1958）。此书是对 20 世纪前半世纪关于心理健康概念的综述，文献相当全面，并且是权威性的。

万千心理 心理咨询与治疗书目

书号	书名	著、译者	定价(元)
综合·导论			
1796	心理治疗基础	许又新 著	48.00
1795	心理咨询与治疗的案例评估和分析	刘稚颖 等 著	38.00
9575	心理咨询面谈技术（第四版）	J. Sommers-Flanagan 等 著 陈祉妍 等 译	80.00
3845	心理咨询与治疗经典案例 （原著第7版·中文第2版）	G. Corey 著 谭晨 译	92.00
3154	心理咨询与治疗的理论及实践 （原著第10版）	G. Corey 著 朱智佩 等 译	118.00
9974	精神分析导论	J. Milton 等 著 余萍 周娟 等 译	50.00
4610	网络咨询的理论与实践	H. Weinberg 等 主编 徐勇 译	98.00
3201	网络上的咨访关系	G. I. Russell 著 巴彤 谢冬梅 译	68.00
4208	自杀患者的认知治疗：研究与应用	A. Wenzel 等 著 常翼 等 译 李飞 审校	92.00
2880	自杀风险的评估与管理	David A. Jobes 著 李凌 等 译	72.00
3788	心理体能的刻意练习手册	Tony Rousmaniere 著 王建玉 译	68.00
2151	荣格心理学的实践	June K. Singer 著 蔡成后 译	88.00

6927	心理咨询师的问诊策略（第六版）	S. Cormier 等 著 张建新 等 译	78.00
1715	危机干预策略（第七版）	R. K. James 等 著 肖水源 等 译	108.00
1947	当代自体心理学	P. Buirski 编著 王静华 等 译	72.00
1560	自体心理学导论	P. A. Lessem 著 王静华 译	48.00
9106	自体心理学的理论与实践	M. T. White 等 著 吉莉 译	32.00
9937	心理治疗中的改变	波士顿变化过程研究小组 编著 邢晓春 等 译 李孟潮 审校	42.00
9938	心理治疗中的首次访谈	S. Lukas 著 邵啸 译	30.00
9468	心理治疗实战录	M. F. Basch 著 寿彤军 薛畅 译	45.00
0911	101个心理治疗难题	J. S. Blackman 著 赵丞智 曹晓鸥 译	88.00
9164	心理治疗师该说和不该说的话	L. N. Edelstein 等 著 聂晶 等 译	50.00
综合·导论合计			1505.00
心理治疗精选读物			
0224	给心理治疗师的礼物（精装）	Irvin D. Yalom 著 张怡玲 译	58.00
0223	日益亲近（精装）	Irvin D. Yalom 著 童慧琦 译	58.00
0222	直视骄阳（精装）	Irvin D. Yalom 著 张亚 译	48.00
9978	罗杰斯心理治疗（软精装）	B. A. Farber 等 著 郑刚 等 译	78.00
2051	一个阿尔茨海默病人的回忆录	G. O'Brien 著 王晓波 译	78.00
9509	爱·恨与修复	M. Klein 等 著 吴艳茹 译	18.00

9440	嫉羡和感恩	M. Klein 著 姚峰 等 译	60.00
9113	我穿越疯狂的旅程	E. R. Saks 等 著 李慧君 等 译	40.00
2705	熙珺叙语（第二版）（全彩）	吴熙珺 著	58.00
9763	寻求安全——创伤后应激障碍和物质滥用治疗手册	L. M. Najavits 著 童慧琦 等 译	66.00
心理治疗精选读物合计			562.00

正念心理治疗专题			
2114	正念减压自学全书	胡君梅 著	76.00
1115	八周正念之旅（有录音）	J. Teasdale 等 著 聂晶 译	56.00
1214	心理治疗中的智慧与慈悲	C. K. Germer 等 著 朱一峰 译 李孟潮 审校	72.00
1080	正念心理治疗师的必备技能	S. M. Pollak 等 著 李丽娟 译 刘兴华 审校	42.00
8978	正念的心理治疗师	D. J. Siegel 著 林颖 译	32.00
7915	正念之道	R. D. Siegel 著 李迎潮 李孟潮 译	50.00
1612	夫妻和家庭治疗中的正念与接纳	D. R. Gehart 著 吉莉 译	58.00
1213	正念教养	S. Bogels 等 著 聂晶 译	72.00
正念心理治疗专题合计			458.00

精神分析专题			
0230	精神分析诊断（精装）	N. McWilliams 著 郑诚 译 李鸣 审校	98.00
9991	精神分析治疗（精装）	N. McWilliams 著 曹晓鸥 等 译 张黎黎 审校	88.00

9895	精神分析案例解析（精装）	N. McWilliams 著 钟慧 等 译 李鸣 审校	78.00
4339	阅读比昂（精装）	Rudi Vermote 著 郑诚 译 李晓驷 审校	108.00
4224	阅读安娜·弗洛伊德（精装）	N. Midgley 著 钱捷 曾林 译	90.00
3407	阅读克莱因（精装）	M. Rustin 等 著 王旭梅 等 译	86.00
4212	当代克莱因 （第一卷 理论发展篇）（精装）	Elizabeth Bott Spillius 主编 张真 秦琳 译	128.00
4335	当代克莱因 （第二卷 实践发展篇）（精装）	Elizabeth Bott Spillius 主编 张真 陈曦 秦琳 译	126.00
4160	论温尼科特12篇（精装）	A. T. Kabesh 主编 胡君滔 等 译	108.00
4357	精神分析治疗基础：理论与实践	S. E. Gullestad 等 著 武江 等 译 黄建军 审校	78.00
4503	青少年期的内在故事	Margot Waddell 著 戴艾芳 等 译	88.00
4116	精神退缩	John Steiner 著 刘岳 等 译	48.00
4115	自体心理学与诊断评估	Marshall L. Silverstein 著 韩丹 译	72.00
4209	与病人谈话	Sanford Shapiro 著 吉莉 译	42.00
4194	父母工作案例集	Kerry Kelly Novick 等 主编 闫玉洁 等 译	78.00
3681	心理治疗的困境	Campbell Purton 著 吴佳佳 等 译	62.00
3415	英国精神分析独立学派	L. Caldwell 著 王旭 译	48.00
3732	长程心理动力学心理治疗 （原著第三版）	G. O. Gabbard 著 薛飞 等 译	68.00

......

欲了解更多图书信息，请登录：www.wqedu.com

联系地址：北京市西城区三里河路6号院2号楼213室万千心理

咨询电话：010-65181109，65262933

*本目录定价如有错误或变动，以实际出书为准。